高等院校教材
高等院校课程改革项目成果

局部解剖手术学
实验指导与学习指南

主编　张雁儒

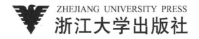

ZHEJIANG UNIVERSITY PRESS
浙江大学出版社

高等院校教材

高等院校课程改革项目成果

局部解剖手术学实验指导与学习指南

编委会名单

主　编　张雁儒

编　委　卿艳平（宁波大学第一附属医院）

李　瑾（宁波市医疗中心李惠利医院）

李　明（宁波市第六医院）

张　勇（宁波市第六医院）

方永刚（中国人民解放军联勤保障部队第 988 医院）

陈一勇（宁波大学医学院）

邢景军（宁波大学医学院）

王　庚（宁波大学医学院）

先德海（西南医科大学）

张洪武（南方医科大学）

黄华军（南方医科大学第三附属医院）

柯莉柠（福建医科大学）

杨万广（郑州大学第一附属医院）

王明炎（厦门大学医学院）

蒋　威（深圳大学医学院）

徐景超（河南理工大学医学院）

杨　越（河南理工大学医学院）

杨宜昕（暨南大学医学院）

前　言

　　解剖学课程是非常重要的医学基础课,是学好其他医学课程的关键。解剖学知识和技能的获得,不仅需要勤奋读书,更需要尸体解剖和实地观察。

　　在尸体解剖过程中,从学习正确使用解剖器械到修洁每一条神经和血管,虽然需要付出艰辛的劳动,但同时得到了认识和熟悉人体结构的极好机会。熟悉人体复杂的结构是诊断和治疗疾病的基础。"看到"是熟悉的先导,只有看到的东西才能深刻地理解。在诊断和治疗中因为不理解而引起的差错,多数是由于未曾看到过实物。靠阅读教科书去认识人体结构是一个方面,靠实地解剖亲眼看到和亲手摸到这些结构是更重要的一个方面,因为只有这样才能对人体结构建立三维立体概念。

　　外科学总论是从外科理论到外科实践的桥梁课程,是外科学的重要组成部分。通过外科手术学实验,能增强学生学习外科学的积极性,使学生树立严格的无菌操作观念,掌握洗手、穿衣、戴手套、消毒、铺巾、切开、分离、止血、结扎、缝合、引流等外科手术操作的基本技能,熟悉阑尾切除术、脾切除术、胃肠修补术及肠切除肠吻合术等外科基本手术的方法,强化理论基本知识,为以后的外科临床实践打下良好的基础。

　　局部解剖学是外科手术的基础,而外科手术则是局部解剖学知识的临床应用。临床手术既需要扎实的局部解剖学知识,又需要熟练的手术操作技能。然而,长期以来,两门课程之间彼此割裂,缺乏交流,局部解剖学教学安排在前,由解剖学老师单独授课,外科手术学教学安排在后,由外科学老师任教,局部解剖学不联系手术,手术不接触人体,待到医学生进入医院实习时,局部解剖学知识几乎忘光,临床手术时手术区的层次结构记忆不清,严重影响手术操作能力。有鉴于此,我们打破传统的课程框架,优化整合局部解剖学与外科手术学为局部解剖手术学一门课程,由解剖学老师和外科学医生共同授课、共同指导实验、共同编写整合教材。我们希望通过优化整合局部解剖学与外科手术学课程,使整合后的课程内容更贴近临床,更注重操作技能培养,达到学以致用、现学现用的目的,实现基础知识向临床应用的快速转化。学生在该门课程的学习过程中切实感受到局部解剖学在临床的应用价值,学习态度将会发生明显改变,学生通过尸体层次解剖和模拟手术操作,获得局部解剖学与外科手术学相结合的较为完整的知识体系,提高临床思维能力与临床操作技能。在教学过程中外科学内容以学生自学为主,知识掌握的重点在局部解剖学,从而达到让学生早临床、厚基础的目的。

　　本书的出版得到宁波大学研究生高水平优秀教材建设项目立项资助,在此表示感谢。

　　本书的编写借鉴引用了许多国内相关优秀的教材,可能个别遗漏没有列入参考文献,在此一并致以诚挚的感谢!

主　编

于宁波大学

目 录

第一篇 局部解剖手术学实验指导

第二篇　局部解剖学学习指南

第一篇　局部解剖手术学实验指导

实验一　无菌技术

【目的与要求】

1. 掌握手术室的无菌原则。
2. 掌握刷手法。
3. 掌握穿手术衣的方法。
4. 掌握消毒铺单的方法。

一、熟悉手术室的无菌原则

1. 手术安排：无菌与感染手术分手术间进行，手术者先行无菌手术，后行有菌手术。

2. 人员安排：患急性呼吸道感染或化脓性感染者不应参加手术或参观手术。

3. 无菌分区：手术者肩以上、脐以下及手术台、器械台缘以下均视为有菌区，手和器械不可超出上述区域；不得在术者背后传递器械；术中互换位置时，要背对背移动，靠近手术台者需面向无菌区。台下协助人员的手臂不可接触或跨越无菌区。

4. 保护伤口：手术中注意皮肤的消毒和隔离，切皮前与缝皮前均应再消毒一次。切过皮肤的刀应更换或消毒后再用。手不可直接接触皮肤，应用纱布加以隔离。手套破损时应即刻更换。

5. 器械物品：手术台上应用的物品必须是无菌的，怀疑或稍有污染应立即更换。往手术台送物品要用无菌持物钳。术中已污染的器械、敷料需另放于弯盘内，不可再用。一套无菌物品仅限于一个患者使用，不得与其他台手术交换使用。

6. 术中要求：杜绝不必要谈话；咳嗽、打喷嚏时面向外，偏离无菌区；巡回护士应及时为术者擦汗，术者转向一侧，防止汗滴、纱布絮污染手术台。

7. 参观人员：应限制人数，每间不超过 5 人，参观时距手术台至少 30cm，不能站得过高。参观感染手术后不能接着参观无菌手术，防止交叉感染。

二、熟悉手术器械与物品灭菌的方法（表 1-1、表 1-2、表 1-3）

消毒法是通过物理或化学的方法杀灭或抑制病原微生物繁殖，达到相对无菌的方法。灭菌法是通过物理或化学方法杀灭所有微生物达到绝对无菌的方法。常见的有：①机械除菌法，如刷洗、隔离、过滤等；②物理灭菌法，如高压蒸汽灭菌、干烤、烧灼、紫外线照射、电离辐射等；③化学灭菌法，如用化学制剂擦拭、浸泡、熏蒸、喷雾等。常用的灭菌剂有碘酊、碘伏、75％酒精、洗必泰、新洁尔灭、双氧水（过氧化氢）、过氧乙酸、福尔马林、戊二醛、漂白粉等。

表 1-1 手术器械、物品消毒方法

器械、物品名称	消毒方法
一般金属器械	高压蒸汽灭菌法、临时煮沸灭菌法、烧灼灭菌法（即用时）
锐利金属器械	浸泡法、干烤法
玻璃、搪瓷器皿	高压蒸汽灭菌法。小型器皿可煮沸灭菌或浸泡灭菌
棉布、橡胶、丝线类	高压蒸汽灭菌法，无条件者可用蒸笼灭菌法
羊肠线	70％酒精浸泡，已开封的用二甲苯浸泡 24h
乳胶引流片、内镜、特制导管	高压蒸汽灭菌法、熏蒸灭菌法
塑料、有机玻璃类	浸泡法、^{60}钴辐射灭菌法、熏蒸灭菌法
骨蜡	高压蒸汽灭菌法
特殊仪器、精密器械、纤维制品、密封物品	熏蒸、^{60}钴辐射灭菌法

表 1-2 不同物品干热灭菌所需温度和时间

物品	温度（℃）	时间（min）	要求
玻璃器皿	160	60	需清洁无油
油类	160	120	数量限 1/3 瓶高
	170	60	
粉剂	160	120	数量限 1/4 平皿高
	170	60	
金属器械	160	60	需清洁无油，置于金属盒内

表 1-3 手术用品浸泡消毒液及浸泡时间

物品	消毒液	消毒时间（min）	灭菌浸泡时间（h）
锐利器械	器械液	30	2
	10％甲醛	20	2
塑料制品	0.5％洗必泰	30	—
	70％酒精	30	—
内镜、特制导管	10％甲醛	20	12
	20％戊二醛	15	4

　　器械液配方：10％新洁尔灭 10ml、亚硝酸钠 5g，加蒸馏水至 1000ml；或 95％酒精 26ml，甘油 26.6ml，加蒸馏水至 1000ml。

三、手术人员的准备

　　1. 一般准备：手术人员进手术室后，要先换穿手术室准备的清洁鞋和衣裤，戴好帽子和口罩。帽子要盖住全部头发，口罩要盖住鼻孔。剪短指甲，并去除甲缘下的积垢。手或臂部皮肤有破损或有化脓性感染时，不能参加手术。

2.肥皂水刷手法：

(1)手术者先用肥皂进行一般的洗手，再用无菌毛刷蘸浓肥皂水刷洗手臂，从指尖到肘上 10cm 处，两手臂交替刷洗，特别要注意甲缘、甲沟、指蹼等处的刷洗。一次刷完后，手指朝上肘朝下，用清水冲去手臂上的肥皂水，反复刷洗三遍，共约 10min。用无菌毛巾从手到肘部擦干手双臂，擦过肘部的毛巾不可再擦手部。

(2)将手和前臂浸泡在 70％酒精内 5min，浸泡范围到肘上 6cm 处。

(3)如用苯扎溴铵代替酒精，则刷手时间可减为 5min。手臂在彻底冲净肥皂水和擦干后，在 1∶1000 苯扎溴铵溶液中浸泡 5min。残留在手臂上的肥皂水若带入桶内将会影响苯扎溴铵的杀菌效力。配制的苯扎溴铵溶液在使用 40 次之后，不再继续使用。

(4)洗手消毒完毕后，保持拱手姿势，手臂不应下垂，也不可再接触未经消毒的物品，否则应重新浸泡消毒。

如果无菌性手术完毕，手套未破，在需连续施行另一手术时，仅需浸泡酒精或苯扎溴铵溶液 5min，也可用碘尔康或灭菌王涂擦手、前臂，再穿无菌手术衣、戴手套。但需注意采用下列更衣方法：先将手术衣自背部向前反折脱去，使手套的碗部随之翻转于手上，然后用右手扯下左手手套至手掌部，再以左手指脱去右手手套，最后用右手指在左手掌部推下左手手套。这个步骤可使脱手套时手套的外面不接触到皮肤。若前一次手术为污染手术，则接连施行手术前应重新洗手。

四、穿无菌手术衣和戴无菌手套的方法

目前，多数医院都采用经高压蒸汽灭菌的干手套，较少使用消毒液浸泡的湿手套，如用干手套，应先穿手术衣，后戴手套。

1.穿无菌手术衣：将手术衣轻轻抖开，提起衣领两角，注意勿将衣服外面对向自己或触碰到其他物品。将两手插入衣袖内，两臂前伸，让跟台护士协助穿上。最后双臂交叉提起腰带向后递，由别人在身后将带系紧。

2.戴无菌手套：手接触手套套口向外翻折部分，不能碰到手套外面。取出手套夹内无菌滑石粉包。轻轻敷擦双手，用左手自手套夹内捏住手套套口翻折部，将手套取出。先用右手插入右手手套内(注意勿触及手套外面)，再用已戴好手套的右手指插入左手手套的翻折部，帮助左手插入手套内。已戴手套的右手不可触碰左手皮肤。将手套翻折部翻回手术衣袖口。用生理盐水冲净手套外面的滑石粉。

五、手术区皮肤的准备、消毒范围及消毒方法

1.术前一日剃除手术区毛发，范围在切口周围 15～20cm。洗澡、修剪指甲、更换清洁衣裤。无菌手术应以手术切口为中心平行扩展进行消毒。

2.若准备感染病灶和肛门、会阴手术，则应自周围向中心进行。已接触污染部位的纱球，不可再擦清洁处。

3.躯干、四肢皮肤消毒：①用 2.5％碘酊擦拭一遍，稍干 20s 后用 70％酒精脱碘两遍；②用 0.5％碘伏擦拭两遍；③对碘过敏者，用 0.5％洗必泰醇溶液擦拭两遍。

4.面部、婴幼儿、植皮区皮肤消毒：①用 0.5％碘伏擦拭两遍；②先用 2.5％碘酊擦拭一遍，再用 75％酒精擦拭两遍；③用 70％酒精或 0.5％洗必泰醇溶液擦拭两遍。

5.手术区周围需铺 4~6 层无菌巾,手术区外至少有两层无菌巾遮盖;铺置时应一次到位,如需移动只可自手术区向外撤,不可向内移。

实验二　外科手术器材及使用方法

【目的与要求】
　1.掌握常用手术器械的名称和使用方法。
　2.了解外科手术用缝线的种类和适用范围。

一、常用手术器械的名称和使用

手术器械种类繁多,除一般常用者外,各专科还有专用器械,如显微外科手术器械、颅脑外科手术器械、胸外科手术器械等。现将一般常用手术器械分述如下:

1.手术刀(scalpel):用于切开皮肤和组织,刀柄还可用作钝性分离。常用的手术刀柄有3、4、7 号三种。手术刀片种类较多,有尖刃、圆刃、弯刃和大小之分,一般按手术需要选用。只要型号相当,一把刀柄可安装不同形状的刀片。

持手术刀的方法:①指压式,也称餐刀式或抓持式,用于切开较坚韧的组织。②持弓式,用于切开腹壁较大切口。③执笔式,用于短距离的切口。④反挑式,刀刃向上挑起,以免伤及深部组织器官。

2.外科剪(surgical scissors):用于剪线和剪开、分离组织。有直、弯、尖头、圆头、大、小之分,根据不同用途选用。手术操作中用于沿组织间隙进行分离和剪断组织者称组织剪,一般为弯形,尖端较钝圆;用于剪断缝扎线、引流物或敷料等用品者称剪线剪,为直形。

持剪方法,是以拇指和无名指各伸入剪柄的一个环内,中指放在剪环的前方,示指压在剪轴处,能起到稳定和定向作用。

使用时剪刀不宜张开过大,分离组织时要将剪刀并在一起,以防刺伤组织。剪断血管结扎线时要用“靠、滑、斜、剪”四个动作进行剪线,即剪稍张开,以剪的一刃靠紧提起的结扎线,向下滑至线结处,稍将剪叶倾斜随之将线剪断,倾斜的角度取决于所要保留线头的长短,一般丝线为 1~2mm,肠线为 5~10mm。

3.手术镊(forceps):主要用于夹持、提起组织,协助缝合,夹持敷料和夹取异物,分有齿和无齿两种,各种又有大小、长短型号之分。有齿镊用于夹持较坚韧的组织,如皮肤、筋膜等。无齿镊用于夹持较脆弱的组织,如血管、神经、黏膜等。正确持镊法是以左手拇指对示指和中指分别握持镊的两柄,镊柄末端要外露,不可将镊柄握于手掌中。

4.血管钳(vessel forceps):主要用于钳夹出血点,以达止血的目的,此外,尚可用作分离、夹持组织和牵拉缝线。因血管钳挤压力量大,故严禁钳夹皮肤、脏器及脆弱组织。血管钳结构之差异主要表现在钳端外形及齿槽床处,可分直、弯、直角、弧形等多种。较常用的止血钳有 4 种:①直止血钳(straight clamp),用以钳夹浅层组织的出血点。②弯止血钳(keily clamp），用以钳夹深部组织或体腔内的出血点。③蚊式止血钳（mosquito clamp），有直、弯两种，用于钳夹脏器、颜面等精细手术的微小出血点，禁用其钳夹大块组织。④带齿止血钳（Kocher's forceps），有直、弯两种，其尖端咬合面有齿，用于钳夹肥厚、易脱落组织内的血管出血（如子宫），不能用作一般出血点止血。有时可用其尖端齿突来固定保护伤口周围的纱布垫。

　　各种止血钳的持拿方法同持剪法。开放止血钳的方法是利用右手已套入钳环口的拇指与无名指相对挤压，或将钳柄两个环放于手掌，拇指与其余手指向相反方向推动钳环即可开放该钳。使用止血钳时，必须用其尖端钳夹出血点，尽量少夹周围组织，以减少因结扎缺血引起的组织损伤。在钳夹皮下组织出血点时，不可连同皮肤一起钳夹。

　　5. 组织钳（tissue forceps or allis forceps）：尖端有小齿，如鼠齿状，故又名鼠齿钳。术中用于夹持、牵引组织。

　　6. 环钳（ring forceps）：又称海绵钳或卵圆钳，前端呈环形椭圆状，有直头和弯头两种，其咬合面分有齿纹和无齿纹两型。外科多用有齿纹的卵圆钳，夹持纱布块或棉球，作手术区皮肤消毒或夹递无菌药品用。腹部手术时，无齿纹的卵圆钳还可用以夹持病变组织，便于手术的进行等。

　　7. 巾钳（towel clips）：用于钳夹固定手术区铺放的消毒巾，有时也可用作牵引组织。

　　8. 黏膜钳（mucous forceps）：尖端无齿，但有纵行沟槽，钳叶稍窄，两叶间有较宽距离。此钳多用于胃肠吻合时夹持吻合口边缘组织。

　　9. 持针器（needle holder）：主要用于夹持弯针作缝合用。其结构似止血钳，但钳嘴短粗，钳柄较长，钳齿较浅呈交错状。持拿方法同持剪法，称指套法。缝合组织时，为了准确有力，手指可不必伸入持针器的环内，可直接将持针器柄握于手掌中，称掌握法。在做精细缝合时，可用小号持针器，常用执笔式持拿，称执笔法。正确的夹持缝针方法，是用持针器的尖端，夹持弯针针体的后 1/3 交界处，一则便于操作，二则免于折断缝针。

　　10. 肠钳（intestinal forceps）：有直、弯两种，主要用于肠切除、肠吻合时阻断肠腔内容物外溢，以防污染腹腔。肠钳富有弹性，不易损伤肠壁，持拿方法同止血钳。使用时注意调整压力的大小。

　　11. 肠板（intestinal plate）：关闭腹腔、缝合腹膜时用以隔离肠管，便于缝合腹膜，防止损伤腹腔脏器。

　　12. 拉钩（retractor）：种类很多，主要用于显露手术野。手术时视具体情况而选用。常用的拉钩有耙形、平板形、马鞍形、S 形和固定式多种。使用时一般掌心向上握持拉钩柄部，牵拉时要垫以敷料，以免损伤脏器。要根据手术野显露的要求随时调整牵拉方向。

　　13. 探针（probe）：分为普通探针和有槽探针两种，用于探查窦道或瘘管。此外，还有其他特殊用途的探针，如胆道探子、尿道探子等。

　　14. 吸管（suction tube）：用于吸除手术区的血液、脓液、分泌液以及冲洗液等。使用时连接于接吸引器的橡胶管上。

　　15. 刮匙（curet）：用于刮除坏死组织或肉芽组织等。

　　16. 缝合针（suture needle）：用于缝合各种组织或贯穿缝合结扎等。有三角针和圆针两大类。三角针有三刃，断面呈三角形，锐利，损伤性较大，用于缝合皮肤。圆针断面呈圆形，损伤性小，用于缝合皮肤以外的各种组织。

缝合针包括针尖、针体、针径、针尾四部分。三角针与圆针的主要区别在针尖部和针体的前部。针尾有穿线孔和弹机孔两类,穿线孔缝针须将线穿入,而弹机孔缝针可将线在针尾压入。

缝合针有直针和弯针两种,按其长短、粗细、弯曲度又分为多种型号。其长短与缝合的宽度有关。弯针的针长为弦长,1/2 弧度的弯针其针长为直径长。弯针的弧度越大越便于缝合深部组织。弯针常用的弧度为 1/2 和 3/8 弧度。

在显微外科手术中常用一种所谓无损伤缝针,其特点是针径细小、针尾无孔并连有一条细绵纶线,此针对血管损伤较小。

二、缝合线和引流物品的种类与适用范围

1.肠线(catgut):是可吸收线,多用羊肠黏膜下层的组织制成,消毒后贮存在密闭的玻璃管中备用。肠线分净制和铬制两种。净制肠线又称普通肠线或素肠线,抗张力较差,在组织内一般 7～10 天被吸收。铬制肠线系经铬酸处理后,抗张力较强。常用者为中度铬制肠线,一般在术后 15 天左右被吸收。肠线的优点:能被机体组织吸收,适用于胆道及尿路的黏膜缝合,可减少产生结石的可能性。肠线的缺点:组织反应较大,肠线的拉力随时间增加而逐渐减少,故拉力不恒定。为保持应有的拉力,缝合时所用的肠线较丝线为粗,故肠线穿过时组织损伤较大。型号:0～7 号,号数越大线越粗,0 的个数越多越细。应用原则:适用于胆道、尿路和胃肠道的内层缝合,腹膜壁层和胸膜的缝合也可用肠线。不宜用于需要拉力持久的组织(如肌腱、血管、韧带等)。常用的是 000～1 号铬制肠线。肠线用作缝合,因其较僵硬,线结不易拉紧、易松脱,结扎时应打三重结。

2.丝线(silk suture):组织反应小,在体内不会被吸收,拉力持久可靠,柔软不滑,易打结,价格便宜,故为常用的医用线。缺点:因不被吸收,在组织内作为异物长期留存,若创口感染,丝线可成为隐藏细菌的异物,致使创口形成窦道而经久不愈。因易形成结石,不宜用于胆道或尿路的黏膜缝合。型号:000000～10 号共 16 个型号。应用原则:用于出血点结扎和血管、皮肤、肌肉、筋膜、肌键、神经的缝合。术中常用的是 1、4、7、10 四个型号,一般出血点结扎用 1 号线,大血管结扎时常用 4～7 号线打双重结,4 号线常作皮肤缝合线,7 号线常作肌肉缝合线,7 号或 10 号线,可用于减张缝合。

3.合成线。人造纤维近年来也应用于临床。

不吸收合成线(nonabsorbable synthetic suture),如聚酚胺纤维的锦纶(nylon)线、聚酯纤维的涤纶(dacron)线、聚烯烃纤维的罗纶(prolene)线等。合成线的优点是组织反应小,保持张力的时间长,抗张强度较丝线大,表面光滑,可制成很细的线。常用于小血管、神经的缝合及整形手术。缺点是打结后较易松脱,故应采用三重结,剪线应保留较长线头。

可吸收合成线(absorbable synthetic suture)有聚羟基乙酸线(商品名 Dexon)、聚乳酸羟基乙酸线(商品名 Vicryl)、聚二氧杂环己酮线(polydioxanone,PDS)等,其中以 Dexon 使用较多。此类缝线组织反应小,在组织中保持张力时间长,抗张强度大于丝线,近似肠线,在组织中可经水解于 60 天后被吸收,具有丝线和肠线的某些优点,可以成为肠线的替代品。

4.金属线(metallic thread):有不锈钢丝、合金丝等。优点:组织反应小,不被吸收,拉力可靠,创面感染时不隐藏细菌。有时用于缝合固定骨组织、缝合肌腱或作减张缝合用。缺点:坚韧、不易打结,不宜用作内脏器官及血管、神经的缝合。号数越大线越粗,常用的为 22

号至 38 号。34 号、36 号、38 号用来缝合肌腱,其他型号用作减张缝合或骨连接内固定等。

5.引流物品(drainage):分两类,一类是纱布类,如纱布条、凡士林纱布条,另一类是由胶皮管制成的橡胶引流管。硬橡胶管常用于胸腔闭式引流。软橡皮管及胶皮薄膜常用于甲状腺及阴囊等手术,以防止血肿的形成。

实验三　手术基本操作技术及尸体解剖技术

> 【目的与要求】
> 　　1.熟练掌握各种外科手术常用打结方法的适用范围和注意事项。
> 　　2.熟练掌握组织缝合方法的操作步骤和注意事项。
> 　　3.熟练掌握尸体解剖技术。

Ⅰ.手术基本操作技术

手术种类与方法有许多种,但最基本的操作是切开、打结与组织缝合。

一、切开

切口的选择要注意两个问题:一是应位于病变附近,以便能通过最合适的途径显露患处;二是要保留切口部位的生理功能,不损伤重要的解剖结构。同时又要尽可能注意美观,少留瘢痕,因此在颜面、关节、手部的切口,应与皮纹(朗格尔氏线)一致。切开时刀刃与皮肤垂直,用力均匀,一次切开皮肤及皮下组织,避免切口边缘参差不齐及斜切。深部组织要逐层切开。

二、打结

手术中,对切断血管的止血和手术切口缝合,都要用线结扎(ligation)。结扎必须正确、迅速、牢固可靠、不松脱。血管结扎不牢,是术后出血的重要原因。正确的结扎有赖于熟练掌握打结方法。打结的速度还影响着手术的快慢,所以打结是直接关系到外科手术效果和预后的基本技术。

(一)结的种类

结的种类较多,但外科手术中只能使用方结、三重结和外科结,不使用假结、滑结。

1.方结(square knot):由两个方向相反的单结(simple knot)组成,为手术中最常用的结,用于结扎血管和各种组织缝合。

2.三重结(triple knot):由三个单结组成,即在方结的基础上再加一个单结,第三个单结与第一个单结的方向相同。三重结最为牢固和可靠,用于有张力的组织缝合、大血管的结扎或肠线、尼龙线的打结。

3.外科结(surgical knot):第一个单结的线圈绕两次,使摩擦面加大,因而打第二个单结时第一个结不易松散,比较牢固和可靠。组织张力大时可采用外科结,一般不常用。

不能使用的结:①假结(false knot),由两个方向相同的单结组成,结扎后易于松散、滑脱。②滑结(slip knot):在打方结过程中,由于牵拉线头和线尾的力量、方向不均所造成,易滑脱。

(二)打结的方法

1.单手打结法:常用、简便、迅速,用线节省。左、右手均可打结,主要用拇指、示指及中指进行操作。操作要领如下:①打结的手所持线段要短些。②凡"持线""挑线""勾线"等动作必须运用手指末节近指尖处。③拉线打结时注意线与成结的方向应一致。④双手用力要适当、均匀、平衡,否则易成滑结。

2.双手打结法:第一个单结用右手,如同单手打结法第一步骤,第二个单结换用左手以同样方法打结。该法适用于深部组织的打结。用双手打结时,还有一种紧张结打结法,即两线段一直保持适当的张力,不至于打第二个单结时第一个单结松开。

3.器械打结法:当线段过短,或为了节约缝线,或对深部组织进行结扎时,都可用此法打结;但此法不如单手打结敏捷、牢固。常用的器械为止血钳或持针器,可用左手持线,右手持钳打结。

三、组织缝合

组织缝合(suture)的原则是尽可能同类组织、自深而浅、逐层缝合,并要正确对合。组织缝合的要求是:①缝合切口两侧的组织时,缝线所包括的组织应是等量、对称和对合平齐。②组织缝合后不能留有死腔。③缝线选择要适当。④注意缝合时的针距和边距。⑤结的松紧要适度,以创缘密切相接,既不会割裂缝合部位的组织,又不会造成结扎部位的组织发生缺血为原则。

缝合方法,根据缝合后切口边缘的形态可分为单纯缝合、内翻缝合和外翻缝合三种。

(一)单纯缝合法

缝合后,切口边缘对合。常用的有以下5种缝合法。

1.间断缝合:又称结节缝合,最常用。每缝一针即打结,各结缝线互不相连。如皮肤、皮下、筋膜等组织的缝合。

2.连续缝合:从切口的一端开始(最好在切口之顶端处)先缝一针打结,缝线不剪断,继续进行缝合直至切口的另一端再打结。打结前需将线尾反折部分留在切口一侧,用其与双缝线打结。此法优点是节省用线和时间。

3."8"字缝合:缝针斜着交叉缝合,呈"8"字形。具有两针缝合的效力,常用于张力较大的组织缝合(如肌腱)。用此法结扎较牢固,且可节省时间。有内"8"字和外"8"字两种。

4.毯边缝合:又称锁边缝合,常用于胃肠吻合时后壁全层缝合或游离植皮时边缘的固定缝合等。

5.减张缝合:对创缘相距较远,单纯缝合后切口张力较大,为防止术后切口裂开,可增加减张缝合。在远离切口处进针,缝线穿出皮肤后,套上一段橡皮管,以防止缝线切割组织。由于张力缝合的存在缓解了手术切口处的张力,利于愈合。

(二)内翻缝合法

缝合后切缘内翻,外面光滑。常用的有下列 6 种缝合法。

1.垂直褥式内翻缝合法:又称 Lembert 缝合,分间断与连续两种缝合,常用的为间断法。在胃、肠吻合时,用以缝合浆肌层,缝合后形成浆膜对浆膜。

2.间断水平褥式内翻缝合法:又称 Halsted 缝合法,用于缝合浆肌层或修补胃肠道穿孔。

3.连续水平褥式内翻缝合法:又称 Cushing 缝合法,多用于肠管浆肌层的连续缝合。将线尾自同侧肠壁内穿出,跨至对侧同样进一针与切口平行之浆肌层缝合,用于关闭断端。

4.连续全层水平褥式内翻缝合法:又称 Connell 缝合法,多用于胃肠吻合时,缝合前壁全层,即浆膜面进针、黏膜面出针,再由同侧黏膜面进针、浆膜面出针,拉紧缝线使肠壁内翻,再至另一侧肠壁,如此反复进行,直至将吻合口前壁缝完。

5.荷包缝合法:用于缝合胃肠道小的穿孔、阑尾残端的埋入、固定插入空腔器官中的导管。其缝合方法是围绕断端或穿孔之周围行浆肌层连续缝合,当收紧缝合线时,将断端或穿孔边缘埋入。

6.全层对针缝合法:又称 Bell 缝合法。进针的方向是从肠腔黏膜刺入,针从肠壁浆膜层穿出,再至对侧浆膜面刺入,黏膜面穿出,可将肠壁全层内翻。

(三)外翻缝合法

缝合结果形成切口外翻、内面光滑,常用于血管吻合、腹膜缝合、减张缝合等。有时也用于缝合松弛的皮肤(如老年或产妇腹部、阴囊皮肤)等,防止皮缘内卷,影响愈合。外翻缝合的基本缝法是褥式(Mattress)缝合,包括:

1.间断水平褥式外翻缝合法:用于血管吻合或减张缝合。

2.间断垂直褥式外翻缝合法:常用于松弛的皮肤缝合。

3.连续外翻缝合法:多用于缝合腹膜或吻合血管。

(四)注意事项

1.无论何种缝线均为异物,因此尽可能减少缝线用量。一般选用线的拉力能胜过组织张力即可。为了减少缝线,肠线宜用连续缝合,丝、棉线宜用间断缝合。

2.缝合后的抗张力,与缝合的密度成正比,因此增加缝合切口抗力的方法是增加缝合密度,而不是增粗缝线。

3.连续缝合的力量分布均匀,抗张力较用间断缝合者强,但缺点是一处断裂会使整个缝线松脱,伤口裂开。此外,用丝、棉线时,连续缝合用线较多,异物反应也较大,特别是伤口感染后的处理,较间断缝合者更为困难。如无特殊需要,一般少用连续缝合。

4.缝合皮肤的深度以恰达创底为好,创缘对合好。正确的方法是由伤口一侧垂直刺入,等距离地从另一侧穿出。缝针不可过浅,否则易留死腔,积血积液,或伤口对合不齐,导致伤口感染或裂开;过深过紧则皮缘易内卷或下陷,过紧尚可影响切口血液循环,发生肿胀,妨碍愈合。

Ⅱ.尸体解剖技术

一、爱护尸体,尊重大体老师

医学生应牢记死者将尸体捐献给医学院校,供医学生在学习解剖学时进行实地解剖,这是社会和死者给予医学生的一种特殊权利,应当十分珍惜,自觉地尊敬死者,爱护尸体。尊敬死者、爱护尸体主要表现为认真、仔细地操作并从中得到最大的收益。同时,要精心保护尸体,切勿因保管不善而使尸体干燥或腐烂。为此,在解剖和保管尸体时应做到:

1.在解剖课上,只打开需要解剖和观察的部分,其余部分仍然盖好。

2.定期喷洒水和防腐液,使尸体保持新鲜、湿润。

3.严格按解剖操作指导进行解剖,不准盲目切割、损坏尸体。

4.在解剖课后,用湿布和塑料布将尸体盖好。

二、解剖器械

1.每组学生应有一套解剖器械,包括:

(1)两把剪刀(一把直剪、一把弯剪)。

(2)固定刀片和可换刀片的手术刀各一把。

(3)镊子两把(一把无齿镊、一把有齿镊)。

(4)止血钳两把(一把直钳、一把弯钳)。

(5)钝而弯曲的探针一个。

2.有些不常用的大型解剖器械放在解剖室内,各组共用,包括锯、咬骨钳、肋骨剪、骨凿和锤子。

3.每次解剖操作后,必须把手术器械擦洗干净,并妥善保管,以免丢失。

三、解剖技术

1.切皮与剥皮:根据规定的皮肤切口线首先用刀尖背面划一痕迹,然后再进行切开。先将刀尖垂直于皮肤表面刺入切口的起点,当刺入的刀尖感到失去抵抗时,说明已达浅筋膜层,将刀刃下压,使之与皮肤呈45°角,然后向划定的刀口末端切割,用力要均匀,达终点时将刀刃恢复,与皮面垂直,而后上提。

切口完成之后,用有齿镊提起皮肤切口的皮角,用力将皮肤与深面的浅筋膜剥离。在剥皮时,将皮肤拉紧,在皮肤与浅筋膜牵拉张力最大处,使刀尖对向皮肤(近垂直位)作长距离的割划,用力要均匀,要恰在皮肤与浅筋膜交界处剥开,不可过深或过浅。翻起的皮片应彼此联结而不全部脱离,以便在解剖之后可以恢复原位包裹,用线绳系好,避免干燥,保护深层结构。

2.浅筋膜的剥除:浅筋膜内有皮神经。寻找皮神经方法:一是对其位置走行要清楚,二是在其末端,浅筋膜内找到它,就可向上追踪。浅静脉好找,找到后用无齿镊提起,用刀紧贴分支清除其周围的结缔组织。待皮神经和血管等解剖观察之后,按照剥皮的切口,切开皮下脂肪层达深筋膜,注意边切边用镊子分开脂肪层,看是否已达较致密的深筋膜,然后将脂肪层在深筋膜上整层地翻起切除。注意保留皮神经和血管。

3.深筋膜的解剖:如前所述,筋膜可分浅、深筋膜,除某些部位(如腹壁)的浅筋膜需要仔细剖割外,身体大部分浅筋膜均不作专门解剖。对各部深筋膜需首先观察它附着情况及与肌肉的关系,观察后切成片剥除。剥除时刀刃方向与肌纤维平行。

4.深部血管神经的解剖:深部的神经血管周围多被结缔组织或脂肪包裹,故必须先清理这些结构方可进行观察。清理之前,多需暴露血管或神经主干,暴露方法即以刀尖沿其表面纵行划开包绕在其周围的结缔组织,然后用无齿镊提起主干。用刀尖背面或剪刀、止血钳沿其两侧分离,在分离中亦可见其分支(或属支)。当解剖的血管或神经几乎全部暴露之后,即可清除其周围的结缔组织或脂肪,清除的方向仍应平行于血管或神经的走向。为了方便观察血管和神经的分支起见,可去掉伴行的静脉属支。

总之,在清理时采用"多分少割"的钝性解剖法是避免损伤血管、神经的有效方法,用刀背、刀柄、刀尖背面或镊子去分离结构,少用刀刃去切割,这是行之有效的解剖方法。

四、注意事项

1.我们是通过实地解剖来学习局部解剖学的。为了顺利进行必须做到事先预习,按要求复习已学过的系统解剖学内容。同时还应了解本次解剖操作步骤。

2.每10人一组解剖一具尸体。每组再分 A,B 两小组,即 30 名同学分成三大组六小组。每间实验室配有 6 具尸体。

(1)解剖上、下肢时,六具尸体同时进行解剖,第一次上课的同学是左上肢、右下肢;第二次上课的同学为右上肢、左下肢,即 5 人小组解剖一具(一上肢,一下肢),上肢 3 人,下肢2 人。

(2)当解剖面颈部、腹壁、盆部时,5 人小组解剖一侧,第一次上课的同学解剖左侧,第二次上课的同学解剖右侧。

(3)当解剖胸、腹腔时以 10 人一大组进行,第一次上课的同学解剖 1,3,5 号尸,第二次上课的同学解剖 2,4,6 号尸。不许自作主张,任意调换。

3.在解剖过程中同学可轮流操作,互相配合,按实习指导的操作步骤一步一步进行,找到相关结构后必须全组均能看到。注意有无变异情况,随时记录下来。

4.解剖过程中如遇找不到或有其他问题时可请教老师,不得随意切割或敷衍了事。

5.解剖的碎屑和脂肪放在垃圾桶内,不得乱扔乱放。

6.每次解剖完毕后要将尸体包好,盖好塑料布,检查、清理好器械。值日同学打扫卫生,关好门窗,关闭水龙头,切断电源后方能离开。

7.课后要认真复习内容提要及相关教材内容,写好实验报告。

实验四　胸前腋区及股前内侧区的局部解剖

【目的与要求】

　　1. 掌握腋窝的组成及内容。

　　2. 掌握股三角的组成及内容。

　　3. 掌握股管的位置及其临床意义。

　　4. 了解肌腔隙、血管腔隙、收肌管、股鞘的概念。

【预习内容】

　　1. 胸肌、大腿肌的起止、作用。

　　2. 臂丛、腰丛的组成、分支及分布。

　　3. 腋动脉、股动脉的分支及分布。

　　4. 腋静脉、股静脉以及上、下肢浅静脉(头静脉、大隐静脉)的主要属支和回流。

　　5. 腋淋巴结群、腹股沟淋巴结群的位置和收集范围。

Ⅰ. 上肢组:胸前腋区

一、切口

尸体仰卧,将上肢外展 90°位。为避免损伤深层结构,切皮时应浅些,具体切口如下:

1. 胸前正中切口:自胸骨柄上缘沿前正中线切至剑突。

2. 胸上界切口:自正中切口上端向外沿锁骨切至肩峰。

3. 胸下界切口:自正中切口下端向外下沿肋弓切至腋后线。

4. 胸部斜切口:自正中切口下端向外上切至乳晕,环绕乳晕继续向外上切至腋前壁上部,在此折转沿臂内侧面向下切至臂上、中 1/3 交界处,然后折转向外,环切臂部皮肤至臂外侧缘。

　　将上内、下外两块皮片翻向外侧,上内侧皮片翻至臂外侧,下外侧皮片翻至腋后壁。

二、层次解剖

1. 解剖浅层结构:

(1)解剖肋间神经前皮支:沿胸骨外侧缘外侧 1～2cm 切开浅筋膜,在肋间隙寻找肋间神经前皮支和胸廓内动脉的穿支。

(2)解剖肋间神经外侧皮支:沿腋中线附近,胸大肌下缘稍后切开浅筋膜,翻向前,在肋间隙寻找外侧皮支,其中以第 2 肋间神经外侧皮支最大,称肋间臂神经。

2.解剖深层结构：

（1）观察深筋膜（胸筋膜和腋筋膜）：除去所有的浅筋膜，显露出胸筋膜浅层，覆盖着胸大肌和前锯肌，至腋底则为腋筋膜。

（2）找出头静脉：沿三角肌胸大肌间沟切开深筋膜，找到头静脉，并向近侧修洁至锁骨下窝处。

（3）暴露并切开胸大肌：清除胸大肌表面的深筋膜，显露出胸大肌的境界，观察其形态、起止和纤维方向。沿胸大肌锁骨起点下方弧形切断胸大肌的起始部（距起点2cm处），由下内向上外掀起该肌，显露出胸小肌和胸小肌上方的锁胸筋膜，翻开时可见胸肩峰血管和胸外侧神经。在胸小肌上缘穿过锁胸筋膜进入胸大肌，看到后切断。再将胸大肌充分掀向外侧至其止点处。

（4）切断胸小肌，解剖胸小肌上、下结构：

1）在胸小肌上方剥离并去掉锁胸筋膜，保留穿过锁胸筋膜的胸肩峰动脉胸肌支和胸前外侧神经以及头静脉。

2）切断胸小肌：在胸小肌起点稍外上切断并向上翻起。注意勿损伤进入该肌的胸内侧神经及伴行血管。

3）在胸小肌下缘以下，在前锯肌表面找出胸外侧动脉及伴行静脉，并追至腋动脉起始处。

4）观察胸肌淋巴结：该组淋巴结沿胸外侧血管排列，观察后予以切掉。

（5）以喙肱肌为标志解剖腋窝外侧壁的有关血管神经：

1）小心除去腋窝外侧壁的疏松结缔组织，切开腋鞘（包绕腋血管神经束的深筋膜）并除去伴行的腋淋巴结外侧群。

2）将臂外展90°，细心清除腋筋膜及深面疏松结缔组织，观察位于其内的腋淋巴结中央群。

3）修洁喙肱肌和肱二头肌短头及穿入该肌的肌皮神经，由此找出臂丛外侧束。

4）找出正中神经，它由内、外两根构成。

5）由正中神经内侧根找出前臂内侧皮神经和后方的尺神经，臂内侧皮神经也由内侧索发出，居腋静脉之后方。

6）腋动脉位于正中神经两根之间，外侧索和内侧索分别位于腋动脉外侧和内侧。

7）解剖腋动脉分支：为寻找方便可将腋静脉属支自根部结扎切掉，但保留动脉分支。腋动脉是锁骨下动脉的延续，两者以第一肋外侧缘为界。腋动脉分三段：第一段在胸小肌上方，主要发出胸肩峰动脉；第二段在胸小肌掩盖下，发出胸外侧动脉；第三段在胸小肌下方至大圆肌下缘，发出肩胛下动脉、旋肱前动脉和旋肱后动脉。第三段动脉只找到根部，进一步追踪。

（6）解剖腋窝后壁和内侧壁：

1）将腋动脉分支追踪至根部，除去伴行的静脉属支。

2）提起腋动脉，找出后索最大的神经——桡神经。

3）修洁后壁，解剖三边孔和四边孔。

①剖查三边孔的结构：在肩胛下肌和大圆肌表面分离出肩胛下动脉及其分支胸背动脉和旋肩胛动脉，追踪旋肩胛动脉向后穿三边孔。

②剖查穿四边孔的结构:于腋动脉后方清理出腋神经和旋肱后动脉,向后追踪此二结构穿四边孔。

③解剖胸背神经:剖出与胸背动脉伴行的胸背神经,追踪至背阔肌。

④解剖肩胛下神经上支和下支:上支分布于肩胛下肌;下支追踪至大圆肌。

4)解剖腋窝内侧壁的结构:清理前锯肌,在胸大肌下缘可见胸外侧动脉,在该血管后方找出沿前锯肌表面下降的胸长神经。

至此,胸前腋区解剖完毕,由解剖术者向大组(A、B两小组)清点各结构,进行小结,其他同学补充。

Ⅱ.下肢组:股前内侧区

一、切口

尸体仰卧位,作如下皮肤切口:

1.从髂前上棘至耻骨结节作一斜行切口。

2.在胫骨粗隆水平作一横行切口。

3.由切口1中点向下沿大腿前面作纵切口直达上一横行切口。

向两侧翻起皮肤,避免切断浅层血管神经。

二、层次解剖

1.解剖浅筋膜内结构:

(1)解剖大隐静脉及其属支:在股骨内侧髁后缘脂肪组织内寻找大隐静脉及伴行的隐神经。向上追踪大隐静脉至耻骨结节下约3cm处,可见其穿过股前部筛筋膜注入股静脉。在穿筛筋膜前,它还收纳了五条属支,先找出上方的腹壁浅静脉,外上方的旋髂浅静脉,内侧还有阴部外浅静脉,然后寻找在内侧下方的股内侧浅静脉,外侧下方还有股外侧浅静脉。上三条属支尚有伴行的同名动脉。由于大隐静脉穿过深筋膜,使该处筋膜形成一卵圆形窝,即隐静脉裂孔,用摄子提起大隐静脉末端,用刀柄清理隐静脉裂孔的下外侧缘,即镰缘。

(2)观察腹肌沟浅淋巴结:有两群,分列在腹股沟韧带下方和大隐静脉近端两旁,找到后即可除去。

(3)解剖皮神经:在浅筋膜内寻找:①股外侧皮神经,在髂前下棘下方5~10cm穿出深筋膜;②股神经前皮支,在大腿中、下部沿缝匠肌表面穿出深筋膜;③闭孔神经皮支,于大腿上部内侧穿出。上述皮神经均尽量追踪至远端并保留。

2.解剖深层结构:

(1)解剖深筋膜:保留浅血管神经,去除浅筋膜,仔细观察深筋膜。大腿深筋膜又称阔筋膜,呈筒状,包被在大腿及臀部的深面,在股外侧增厚称髂胫束,阔筋膜张肌就包于髂胫束上份两层之间。在腹股沟韧带中点稍下向下纵行切开阔筋膜,翻向两侧,注意勿伤及深面的结构。至髂胫束前缘时切断阔筋膜,保留髂胫束。

(2)解剖股前群肌:仔细修洁前群的两块肌,即缝匠肌和股四头肌。观察股四头肌四个头的位置及纤维方向,检查股四头肌腱止于髌骨并形成髌韧带附着于胫骨粗隆。

(3)解剖股三角及其内容:

1)解剖股动脉及其主要分支:在髂前上棘至耻骨联合的中点,腹股沟韧带的下方,找到股动脉,活体上在该点可摸到动脉搏动,故名股动脉点。清理股动脉至缝匠肌掩盖处,并细心解剖出其分支。最大分支名股深动脉,常起自动脉本干的后外侧,距腹股沟韧带约 3～5cm 处,在股三角内,股深动脉有两个主要分支,旋股外侧动脉常从股深动脉外侧发出,走在缝匠肌、股直肌深面,分成升、横、降三支,分布于臀肌、阔筋膜张肌和股直肌;旋股内侧动脉由股深动脉内侧发出,从髂腰肌和耻骨肌之间穿向深面。旋股内、外侧动脉有时可由股动脉直接发出。股深动脉主干潜入大收肌深面,沿途发出 3～4 支穿动脉,穿过短收肌与大收肌至大腿后部。股动脉在股三角远侧端,潜入缝匠肌深面,进入收肌管。

2)解剖股静脉:在股动脉内侧解剖出股静脉,并与动脉伴行,至股三角尖,股静脉由内侧逐渐走在股动脉后方,清理股深静脉时勿伤及股深动脉分支,并注意寻找沿股静脉排列的腹股沟深淋巴结,观察后除去。

3)探察股管:股静脉内侧的潜在性间隙,内有腹股沟深淋巴结和脂肪,长约 1.0～1.5cm,外侧壁为股静脉,前壁为阔筋膜,后壁为耻骨肌筋膜,内侧壁为腔隙韧带。股管上口为股环。用小指顺股静脉内侧向上探可通向股环,下口是盲端,对着隐静脉裂孔(卵圆窝)。

4)解剖股神经:在腹股沟韧带下方,股动脉的外侧,切开髂腰筋膜,暴露出股神经和髂腰肌,追踪向下股神经呈马尾状,分支支配耻骨肌、缝匠肌、股四头肌以及股前区皮肤,其中有一支特别长,与股动脉伴行进入收肌管称隐神经,追踪并修洁之。

(4)解剖收肌管,股前群肌和股内侧区:

1)收肌管及其内容物:清理缝匠肌,从其中上端处切断并下翻,如有皮神经穿过要抽出。在缝匠肌下段深面有一层致密结缔组织,叫腱板,它架于股内侧肌与长收肌、大收肌之间。缝匠肌与腱板组成收肌管前壁。管的内侧壁为长收肌、大收肌,外侧壁为股内侧肌。小心切开腱板,暴露收肌管内诸结构。去除管内结缔组织,可见股动脉从股静脉外侧跨向前内侧,经收肌腱裂孔,股动、静脉至腘窝。隐神经从外侧跨过动脉至内侧,最后从股薄肌与缝匠肌腱之间穿出,与大隐静脉伴行至小腿。

2)解剖股前外侧部肌肉:翻开缝匠肌,观察股四头肌各部分的位置及纤维方向。清理股直肌(起点位于髂前下棘和髋臼上缘),从上端切断并下翻,其深面即为股中间肌。其内、外侧分别为股内侧肌和股外侧肌,股四头肌的止点合成一总腱向下,通过髌骨和髌韧带附着于胫骨粗隆。

3)解剖股内侧的收肌群及闭孔神经:先分离内侧的股薄肌,再清理长收肌和耻骨肌。在长收肌起点下 3cm 处切断该肌,向下翻起,即露出深面的短收肌。清理短收肌时,注意其浅面的闭孔神经前支和深面的闭孔神经后支。深层为大收肌,清理中可见肌下方有一腱性裂孔,即大收肌腱裂孔,股动、静脉由裂孔进入腘窝,易名为腘动、静脉。股深动脉除营养内收肌群外,并发出 3～4 支穿动脉,穿短收肌至股后部,供应股后肌群。

实验五　臂前、前臂前区及小腿外侧区的解剖

【目的与要求】

　　1.掌握臂前的肌及其作用和神经支配。

　　2.掌握肘窝的组成和内容。

　　3.掌握前臂前区肌的层次排列、作用及神经支配。

　　4.掌握小腿前群、外侧群肌的作用及神经支配。

　　5.掌握前臂前区四个血管神经束。

【预习内容】

　　1.臂肌、前臂肌、小腿前外群肌。

　　2.肱动脉分支分布。

　　3.上肢静脉(浅静脉和深静脉)。

　　4.腓总神经分支分布。

Ⅰ.上肢组:解剖臂前区、肘前区和前臂前区

一、切口

上肢平置外展,手掌向上,皮肤切口尽量浅些,具体切口如下:

1.在肱骨内、外上髁水平作一横切口。

2.沿横切口中点向上、向下各作一纵切口,向上与胸前腋区切口交会,向下切至腕部。

3.在腕部相当于腕横纹处作一横切口。

二、层次解剖

1.解剖浅层结构:

(1)寻找头静脉及前臂外侧皮神经:沿三角肌胸大肌间沟向下追踪已解剖出的头静脉,修洁至腕部,保留头静脉,除去臂前部的浅筋膜。在肘部前面,肱二头肌腱外侧,寻找从深筋膜穿出的前臂外侧皮神经,也向下追踪至腕部,观察其与头静脉的伴行关系。

(2)寻找贵要静脉及前臂内侧皮神经:在肱二头肌内侧沟中部找出贵要静脉,向上追踪至臂中部穿入深筋膜,向下追踪至腕前部。在臂上部已剖出的前臂内侧皮神经向下追踪,也追踪至腕前区,两者也是伴行向下。

(3)找出肘正中静脉:在肘前浅筋膜内寻找连接头静脉和贵要静脉之间的肘正中静脉。观察其连接类型后予以切除。

(4)寻找肘浅淋巴结:在肱骨内上髁上方,贵要静脉附近寻找肘浅淋巴结,观察后可切除之。

2.解剖臂部深筋膜:将臂前区浅筋膜去掉,保留已剖出的浅静脉和皮神经,显露深筋膜,从臂上部起,沿臂前面正中线纵行切开深筋膜,在肘前区作一横切口,将臂部深筋膜翻向两侧,观察臂部深筋膜发出的臂内、外侧肌间隔,分离和观察臂肌前群三块肌肉。

3.观察肱二头肌内、外侧沟及有关血管神经。

(1)解剖正中神经:自腋窝向下沿肱二头肌内侧沟向下追踪正中神经,观察它与肱动脉的位置关系。

(2)修洁肱动脉:在大圆肌下缘向下修洁肱动脉及其两侧伴行的肱静脉直至肘窝。观察和保留贵要静脉,切除肱静脉其他属支,保留肱静脉本干。

找出以下肱动脉分支:

1)肱深动脉:在臂上部大圆肌腱下缘找出与它伴行的桡神经,下行至肱骨后面的肱骨肌管。

2)在臂中部,喙肱肌止点平面,找出肱动脉发出的细长的尺侧上副动脉,与其伴行的尺神经穿内侧肌间隔入臂后区。

3)在肱骨内上髁上方约5cm处找出尺侧下副动脉,观察其走行。

4)此外,尚有至肱二头肌的肌支,观察之。

(3)修洁尺神经:从臂丛内侧索向下追踪之。

(4)修洁肱二头肌外侧沟的结构:

1)找出前臂外侧皮神经:清理肱二头肌和喙肱肌,在肱二头肌与肱肌间找出肌皮神经,向下更名为前臂外侧皮神经。

2)在肱肌后方与肱桡肌之间找出桡神经。

4.修洁前臂深筋膜:除去浅筋膜,保留已分离出的浅静脉和皮神经,纵行切开前臂深筋膜并向两侧翻起,检查前臂内、外侧肌间隔。在腕前区深筋膜增厚,即腕掌侧韧带,切开翻起后,见深面的屈肌支持带。

5.解剖肘窝:

(1)清理肘窝境界:肘窝位于肘关节前面,为尖向下三角形凹窝,外侧为肱桡肌,内侧为旋前圆肌,上界为肱骨内、外上髁之间连线。清除窝内脂肪。

(2)解剖肘窝内的结构:修洁肱二头肌腱,在内侧剖出并修洁肱动脉,于肱动脉内侧修洁正中神经,向下追踪至其穿入旋前圆肌两头之间。

6.解剖前臂前群肌、血管和神经:

(1)观察前臂前群浅层肌:清理起自肱骨外上髁上方的肱桡肌;清理起自肱骨内上髁的旋前圆肌、桡侧腕屈肌、掌长肌、尺侧腕屈肌。再修理掌长肌深面的指浅屈肌,分离并观察此肌的4条肌腱。

(2)剖查桡侧血管神经束:将肱桡肌拉向外侧,清理桡动脉和桡神经浅支。

(3)剖查尺侧血管神经束:将尺侧腕屈肌拉向内,找出尺动脉和尺神经,向上、向下追踪。

(4)剖查正中神经:在旋前圆肌两头之间找出已剖出的正中神经,追踪至指浅屈肌和指深屈肌之间,直至腕前区。

(5)解剖前臂前群深层肌:将指浅屈肌拉向内侧,观察其深面的拇长屈肌和指深屈肌。

在腕上方再分开二肌,观察深面的旋前方肌。

(6)剖查骨间前血管神经束:在旋前圆肌尺头深面找出尺动脉的分支——骨间总动脉,向外下剥离此动脉,查看它分出骨间前动脉和骨间后动脉。骨间前动脉沿前臂骨间向下走行;骨间后动脉穿前臂骨间膜上至其后方。在拇长屈肌与指深屈肌间再找出正中神经分支——骨间前神经,观察其与骨间前动脉伴行向下。

Ⅱ.下肢组:解剖小腿前外区

一、切口

从胫骨粗隆稍下平面作一横切口,再从内、外踝水平作一横切口,最后循两切口中点作一纵切口,把皮肤揭向两侧。

二、层次解剖

1.浅筋膜内的结构:

(1)大隐静脉和隐神经:由内踝前面向上清理大隐静脉及其伴行的隐神经,直至膝部内侧髁的后方。

(2)腓浅神经:从小腿中、下 1/3 交界处由深筋膜浅出,分布于小腿、足背及趾背皮肤。

2.深筋膜:清理浅筋膜后,从胫骨外侧髁前方向下纵行切开深筋膜,小腿上部深筋膜较厚,与深方的肌肉不易分离,中部则较薄,易与肌分离。在踝关节上方形成伸肌上支持带(又名小腿横韧带);在踝关节前下方靠近足背处深筋膜增厚形成伸肌下支持带(又名小腿十字韧带),呈"Y"形。

3.深层结构:

(1)小腿前群肌肉及血管、神经:于小腿前下方 1/3 处清理深筋膜后,从内向外查看胫骨前肌、拇长伸肌、胫前血管、腓深神经、趾长伸肌及第三腓骨肌。观察位于伸肌上支持带深方的肌腱,皆包以腱滑液鞘,具有保护肌腱、减少摩擦的作用。

(2)胫前血管:分离胫骨前肌与趾长伸肌的上端,于骨间膜前方解剖出胫前动、静脉,向下追踪,直至内、外踝切口处。

(3)腓总神经及其分支:在腓骨颈外侧找出腓总神经,它绕过腓骨颈前方分成 3 支:胫前返神经、腓浅神经和腓深神经。解剖时先用尖镊沿着腓总神经的方向通向小腿前方,按腓总神经走行方向切断腓骨长肌,即可暴露其分支。腓浅神经穿过腓骨长肌,再走在腓骨长、短肌之间,支配两肌。于小腿中、下 1/3 交界处外侧穿出深筋膜,分成足背内侧皮神经和足背中间皮神经,腓深神经与胫前动脉伴行,支配小腿前群肌,继与足背动脉伴行至足。

实验六　手掌及足底的局部解剖

【目的与要求】
　　1.掌握手肌分群、作用,手的血管、神经支配。
　　2.掌握足底的肌肉、血管和神经。
【预习内容】
　　1.手肌、掌浅弓、掌深弓的组成、分支及其分布。
　　2.尺神经、正中神经、桡神经的分支及其分布。

Ⅰ.上肢组:手掌的解剖

一、切口

1.从腕部之横切口近中点处作一直切口直达中指末端。

2.循示指中线纵行切开。

3.在指根作一横行辅助切口,勿过深,以免伤及皮下结构。

二、层次解剖

1.解剖浅筋膜:揭起皮片,应注意手掌部皮肤甚厚,皮下浅筋膜致密,并发出很多纤维隔连于皮肤与掌腱膜,剥离时需谨慎耐心。

2.解剖掌腱膜:掌腱膜是增厚的深筋膜,因有掌长肌腱纤维编入而成,呈三角形,尖附于屈肌支持带(腕横韧带),底向远端分成4束,在指蹼间形成指蹼间隙,有指神经、血管及蚓状肌出现。

3.观察3个骨筋膜鞘:将掌腱膜在尖端挑断,由近侧向远侧分离,切断掌内、外侧肌间隔,直至指蹼间隙处,将掌腱膜翻向远侧,切勿损伤其深方的结构。掌腱膜深方为掌中间鞘,小鱼际筋膜深面为内侧鞘,鱼际筋膜深面为鱼际鞘。清理筋膜后,显露出手的肌肉。

4.解剖尺神经、尺动脉及掌浅弓:

(1)在豌豆骨桡侧:找出尺动脉及尺神经,追踪尺动脉分为深、浅两支,浅支(即终支)弯向桡侧与桡动脉发出的掌浅支构成掌浅弓。查看由掌浅弓向远侧发出的4条动脉,尺侧的一支走向小指的尺侧缘,即小指尺侧固有动脉,其余3支叫指掌侧总动脉,行于二、三、四指蹼处,各自再分成两条指掌侧固有动脉,分布于二、三、四、五两指的相对缘。

(2)寻认尺神经的深、浅两支:深支伴尺动脉入手掌分布于手掌深部诸肌。浅支又分为两支,一支至小指的尺侧缘,另一支至第四指蹼处再分为两条指掌侧固有神经,分布于四、五两指的相对缘。

5.解剖正中神经及分支：在掌长肌腱与桡侧腕屈肌腱之间找出粗大的正中神经本干,它经腕管入手掌。于掌浅弓的深面找出它的 3 个分支。第一支先分出一运动支,沿鱼际内侧缘走行,并转向外分布于鱼际诸肌(拇收肌除外)。其他为皮支,分布于拇指及示指的桡侧缘及一、三、四指的相对缘。

6.解剖腕管：从正中纵行切开腕横韧带,查看通过腕管达手掌的诸结构(9 条肌腱和 1 条神经)。

7.分离鱼际肌、小鱼际肌和蚓状肌：修洁拇短展肌和拇短屈肌,在其中点作横切并翻起肌肉,显示深层的拇指对掌肌。用同样方法修洁并切断小指展肌以及小指短屈肌,显示出深层的小指对掌肌。在腕横韧带上缘切断指浅、深屈肌腱,自掌浅弓深面提出,翻向远侧,查看起始于指深屈肌腱的蚓状肌。

8.查看尺神经及尺动脉的深支：尺神经沿途分支支配小鱼际的诸肌、骨间肌、拇收肌及拇短展肌内侧头等。在掌心寻认桡动脉,它从拇收肌斜头与横头之间穿出,并在掌骨底部与尺动脉之深支吻合形成掌深弓。查看桡动脉从拇收肌穿出后发出的拇主要动脉以及自掌深弓凸缘发出的 3 条掌心动脉。

9.解剖指腱鞘和屈指肌腱：选择示指,切开皮肤翻向两侧,修洁掌侧固有动脉和神经,观察它们的位置关系,查看由深筋膜衍化而成的指屈肌腱纤维鞘,纤维呈环状和交叉状缠在腱滑液鞘的外面而附着于指骨的两侧缘。纵行切开纤维鞘,查看每条指浅屈肌腱在远侧分成 2 个脚附着于第二节指骨体上。指深屈肌腱则穿过指浅屈肌二脚之间向前附着于末节指骨基底部。拉起指屈肌腱,查看肌腱下并连于关节上的腱系带,神经血管自此进入以营养腱。

Ⅱ.下肢组：足底的解剖

一、尸位和皮肤切口

尸体俯卧。皮肤切口如下：①从足跟中部至中趾根部做一纵行切口；②沿趾蹼近侧做一横的弧形切口。

二、层次解剖

1.翻皮：足底皮肤坚厚、致密,不易翻转,要用有齿镊子夹牢,小心将皮片翻向两侧。

2.修洁和观察深筋膜：足底深筋膜以中间部分最厚,发亮呈乳白色,形成足底腱膜。足底腱膜后方附着在跟骨结节,向前分裂成 5 束到 1～5 趾。在跟骨结节稍前方,横断足底腱膜,向前翻起。由于其深面有肌纤维起始,故在翻剥时要注意勿损伤深面的趾短屈肌、神经和血管等。

3.检查足底第 1 层肌与肌腱：修洁足底的深筋膜后即可见第 1 层肌,从内侧向外侧依次为踇展肌、趾短屈肌与小趾展肌。修洁足底中央的趾短屈肌,查看其分为 4 个细腱至外侧 4 趾。切除中趾跖侧的皮肤,并切开其趾腱鞘,查看腱鞘结构及趾长、短屈肌腱的终止情况。

4.检查足底第 2 层肌和肌腱：在近跟骨处切断趾短屈肌,翻转向前,即可见趾长屈肌腱和蹈长屈肌腱。检查此 2 肌腱交叉的情况,并剖出止于趾长屈肌腱的足底方肌和起自趾长屈肌腱的 4 块蚓状肌。然后在已切开的中趾腱鞘内,观察趾长屈肌腱穿趾短屈肌腱止于远节趾骨底的情况。

5.检查足底的神经和血管:循前已暴露的蹈趾内侧缘和小趾外侧缘的神经和血管,向近侧分别追踪趾短屈肌的内、外侧,即可找到其主干。在蹈展肌与趾短屈肌之间找出足底内侧血管和神经,在趾短屈肌与小趾展肌之间找出足底外侧血管和神经。沿血管和神经的走行,向近侧追踪,切开蹈展肌,即可见足底内、外侧神经和血管分别来自屈肌支持带深面的胫神经和胫后血管。

从足底内侧神经始部向前追踪,可找出其支配蹈展肌、趾短屈肌、蹈短屈肌和第 1、2 蚓状肌的肌支,以及至足底内侧半及内侧 3 个半趾足底面的皮支(趾足底总神经和趾足底固有神经)。从足底外侧神经始部向前追踪,可见其与同名动、静脉一起,经趾短屈肌与足底方肌之间斜向外侧行,并分为深、浅两支,浅支分布于足底外侧半及外侧 1 个半趾足底面的皮肤;深支经趾短屈肌外侧缘潜入深处,分支分布于足底方肌、小趾展肌、小趾短屈肌、蹈收肌、第 3 及第 4 蚓状肌,以及全部骨间肌。足底外侧动脉的终支与足底深动脉(足背动脉的穿支)构成足底弓。由弓向前发出 4 支跖足底动脉(趾足底总动脉),此动脉至跖趾关节附近分为 2 支趾足底固有动脉,供应各趾,并与足背部的动脉有交通。足底弓和足底外侧神经深支以及它们的分支可不解剖,在示教标本上观察。

6.观察足底第 3 层肌和第 4 层肌:第 3 层肌有蹈短屈肌、蹈收肌、小趾短屈肌;第 4 层肌有骨间肌以及胫骨后肌腱和腓骨长肌腱。两层肌均可不解剖,在示教标本上观察。

实验七　面部浅、深层及腹前外侧壁的局部解剖

【目的与要求】

1.掌握面部的血管、神经支配。

2.通过对面部浅、深层的解剖,掌握面部浅、深层的肌肉、血管和神经。

3.通过解剖腹壁要求掌握腹前外侧壁的肌(腹直肌、腹外斜肌、腹内斜肌、腹横肌)的起止、位置层次关系、形成物及作用。

4.掌握腹股沟区解剖特点,腹股沟管的位置、构成及内容,了解其临床意义。

5.掌握腹直肌鞘及半环线的构成。

【预习内容】

1.面神经、三叉神经的组成、分支及其分布。

2.上颌动脉的分支及其分布。

3.腹肌特别是前外侧群肌的名称、位置、排列及作用。

4.腹股沟管及腹直肌鞘。

Ⅰ.面部浅、深层的解剖

一、皮肤切口

作下列皮肤切口:在中线上,从颅顶至下颌(A→B)沿口唇的边缘作环形切口;从鼻根宽一点环绕眶缘至鼻根(C)作另一切口;从颅顶经耳前至下颌角后方(A→D),首先翻折眉毛至颅顶的皮肤,注意皮肤与厚而坚实的皮下组织紧密附着,完整地分离该筋膜至神经血管,不要翻转额肌,如果翻折皮肤,可能在额部深层损伤额肌和帽状腱膜。

面部皮肤很薄,有厚的皮下脂肪,小心翻起皮肤,不要损伤皮下的面肌,观察薄而松弛的眼睑皮肤,去除睑缘皮肤,翻起面下部皮肤至下颌骨下缘。

二、层次解剖

1.面部神经、血管及有关结构:颈阔肌向下可达第 2 肋,向上延伸至下颌骨下缘。确认菱形的咬肌,由颧弓至下颌支,在颧弓下方约 2～2.5cm,腮腺管跨过咬肌的外侧,确认该管。腮腺管空虚时塌下而扁平像一条白色的窄带子,至咬肌前缘穿颊肌。该管的上方可见面横动脉和面神经颧支。保护该神经,除非注射,一般面横动脉较难找到。

(1)面神经:面神经出颅后向前横行进入腮腺实质,在腮腺内该神经分出不同的分支,呈辐射状到达面部表情肌。找出这些神经的分支,继续沿腮腺管至其后端(穿出腮腺的地方),该点向前离下颌骨后缘约 5～7mm。

从咬肌筋膜上掀起腮腺前缘,发现白色、扁平的面神经分支由腮腺实质穿出,注意它们走行很深,被咬肌筋膜分隔。

追踪面神经小支至它支配的肌肉,最高的辐射状分支为颞支,越过颧骨表面,确认颞支和颊支,注意这些分支可互相连结,最低的分支(颈支)沿下颌角下方,以分支至颈阔肌。界定咬肌前缘的全长,可见一宽的颊脂肪垫(颊脂体),去除该垫,暴露其深面的颊肌,反复验证腮腺管,穿入颊肌,注意两种不同的神经进入颊肌实质:面神经颊支,经咬肌外侧至颊肌运动纤维;三叉神经颊支在咬肌深面走行,观察它的小分支,该神经不支配颊肌,它仅穿过该肌,其感觉纤维至口腔前庭颊黏膜上,颊神经也有小支至颊部皮肤,其皮下支在剥皮的过程中被破坏。

(2)面动脉和面静脉:自己触摸面动脉搏动,该血管在咬肌前缘和下颌骨下缘交界处,面静脉伴随其后方。在尸体上找到这些血管,追踪面动脉至眼的内眦,该动脉经过了下颌骨、颊肌和上颌骨。也找出相应的面静脉。

2.口部的肌肉:有许多肌肉可改变口、唇的形状,确定重要的肌肉:降口角肌,作用是使口角下降,颈阔肌后部纤维有助于此。颧大肌,从颧骨下降至口角,它向后上方牵拉口角。提上唇肌,从眶下缘至上唇,作用是提起上唇。口轮匝肌,是主要的口部括约肌,肌纤维呈环形排列,注意该肌与口周围其他肌肉紧密配合。如时间允许,也可证实一下另外的表情肌。由指导老师检查清理颊肌表面,确定它的上、下附着在上、下颌骨牙槽突的外侧表面。注意颊肌的纤维与口轮匝肌混合,用探针松解提上唇肌深面的组织,小心地紧贴眶下缘水平切断该肌。向下翻转暴露眶下神经,追踪它的分支至下睑、鼻外侧和上唇。

3.观察面部的感觉神经:检查面部感觉神经,三叉神经的三个分支。在尸体上确认下列结构:眶上神经,眼神经的分支(V_1);眶下神经,上颌神经的分支(V_2);颏神经,下颌神经的分支(V_3)。注意支配鼻部皮肤的外鼻神经(眼神经的分支)有几个较小的三叉神经分支(泪腺神经、滑车下神经、颧面神经、颧颞神经),不要解剖这些小支。最后解剖耳颞神经。

Ⅱ.腹前外侧壁的局部解剖

一、切口

沿正中线自剑突至耻骨联合,绕脐两侧切开皮肤;自剑突向外沿肋弓切开皮肤至腋后线;自耻骨联合向外沿腹股沟切至髂前上棘,自中线向两侧翻开皮片。

二、层次解剖

1.解剖浅筋膜:翻开皮肤后露出浅筋膜,在腹下部分为两层,浅层为脂肪层(Camper筋膜),深层为膜性层(Scarpa筋膜)。自髂前上棘向正中线作一横切口,切开浅筋膜,注意不要过深,从浅筋横断面上很容易区分这两层结构。将示指插入Scarpa筋膜与腹外斜肌腱膜之间,向下移动可进入阴囊。向股部移动,只能达腹股沟韧带下方一横指处,该筋膜在此附着于大腿深筋膜。

2.剖查皮神经:自中线向外整片翻起浅筋膜,在正中线旁2～3cm处可见小的神经伴随血管自深层穿出,呈节段性排列,此即肋间神经前皮支,找出1～2支即可,不必细查。在下方清理腹外斜肌腱膜表面的浅筋膜时,可见髂腹下神经的前皮支自腹股沟管皮下环上方由腹外斜肌腱膜穿出至皮下。髂腹股沟神经的前皮支经腹股沟管皮下环穿出至皮下,分布于外阴及股内侧上方。注意:此支常常缺乏而为髂腹下神经的分支所代替。

向外继续分离浅筋膜,可见下六对肋间神经的外侧皮支在腹外斜肌起始部的锯齿缘穿出至皮下,分布于腹壁的侧面。

3.观察腹外斜肌腱膜:腹部深筋膜不发达,而且与腹外斜肌腱膜粘连很紧,剔除深筋膜后,查看腹外斜肌的起止和纤维方向。腱膜与对侧结合参与腹直肌鞘和腹白线的形成;腱膜下缘卷曲增厚,形成腹股沟韧带,紧张于髂前上棘和耻骨结节之间。在耻骨结节外上方腹股沟韧带内侧端,仔细检查腹股沟管皮下环(即浅环)的构成、形状、位置以及起于环的边缘包裹着精索(在女性为子宫圆韧带)的精索外筋膜。用刀柄把精索从它下边的连接分离出来,然后沿着浅环边缘划破精索外筋膜。查明:①腹股沟管浅环不是圆形而是三角形的,尖向外底向下,由耻骨嵴构成。②环的下界为外侧脚(下脚),止于耻骨结节,环的上界为内侧脚(上脚),止于耻骨联合。③髂腹股沟神经的皮支从皮下环穿出来。

4.打开腹股沟管前壁:沿半月线外侧,自上而下地切断腹外斜肌,注意勿破坏浅环,再由髂前上棘向内作一水平切口,划破腹外斜肌腱膜,再从水平切口的外侧端(髂前上棘处)斜往下内作补充切口,这样,保留住浅环,分别翻开腹外斜肌腱膜,露出深面的腹内斜肌,查看腹内斜肌的起止和纤维方向。在腹股沟韧带上方,追查与其平行的髂腹下神经和髂腹股沟神经。

注意：在腹内斜肌下缘作凸向上的弓形，跨过精索的上方，再向内与腹横肌下份纤维合并形成腹股沟镰（即联合腱），它绕到精索的后方向下止于耻骨梳。一般来说，腹股沟镰是腱膜性结构，但有时含有或多或少的肌纤维；另外，还有一些细散的肌束从腹内斜肌下缘发出随精索下降，构成提睾肌。

5.探查上壁和后壁：由髂前上棘至腹直肌外侧缘，作一水平切口，切断腹内斜肌（注意不可过深），再沿腹内斜肌起于腹股沟韧带部分从外侧切断，向内翻起腹内斜肌，腹内斜肌和腹横肌联系紧密，而且在腹下部它们的纤维方向又大致相同，所以不易分开，但可根据以下两点来区分：①二肌之间有一层筋膜相隔；②二肌之间有下六条肋间神经的远侧段。在分离此二肌时尽量将肋间神经保留在肌表面，注意观察：腹横肌的弓状下缘和腹股沟韧带之间间隙的大小；在上述间隙内露出来的腹横筋膜；参与构成腹股沟镰和提睾肌的情况。

6.探查腹环：以同样方法切开并翻起腹横肌，露出腹横筋膜。注意检视腹股沟管腹（深）环，呈指套状突出，它恰在腹股沟韧带中点上方一横指处。腹横筋膜在腹环口处延续为精索表面形成精索内筋膜。注意观察腹环内侧透见的腹壁下血管。

7.解剖腹直肌鞘：沿腹直肌的中央纵行切开腹直肌鞘的前壁，锐性分离鞘与腱划的连结，把鞘的前壁翻开，查看腹直肌和腹直肌鞘；提起腹直肌外侧缘，观察下六条肋间神经进入鞘内和腹直肌的情况，由于分布至腹直肌的血管和神经是经腹直肌外缘进入该肌，所以腹直肌旁正中切口游离腹直肌时，应从腹直肌内缘向外分离，以免损伤其血管、神经。在脐的下方 2～3cm 处横断腹直肌，分别向上下方翻起，查看腹壁上动脉（胸廓内动脉的 1 个终支）和腹壁下动脉的吻合情况；从上到下细心查看腹直肌鞘后壁，发现下 1/4 往往突然变薄，因而形成一条半环线。

实验八　颈部浅、深层及剖腹探查的局部解剖

【目的与要求】

1.通过颈浅层解剖掌握颈丛皮支和颈外浅静脉。

2.掌握舌骨上、下肌群名称、位置和总的作用。

3.掌握甲状腺和甲状旁腺的位置、被膜形态和毗邻，血管和喉的神经关系。

4.掌握颈外动脉的分支。

5.掌握末 3 对（迷走神经、副神经和舌下神经）的分支及其分布。

6.掌握枕三角内副神经的走行及分布。

7.掌握肩锁三角内臂丛的组成、锁骨下动脉的分支及其分布。

8.掌握斜角肌间隙的组成及内容。

9.掌握颈根部通行的结构。

10.通过探查掌握腹腔脏器排列、位置、毗邻情况。

11.掌握腹膜和腹膜腔的概念及脏器包被腹膜的三种类型。

12.掌握腹膜所形成的网膜、系膜、韧带、陷窝等。

【预习内容】

1.颈丛组成分支。

2.颈部肌(胸锁乳突肌、舌骨上下肌)。

3.颈总动脉和颈外动脉及其分支。

4.甲状腺和甲状旁腺。

5.末 3 对(迷走神经、副神经、舌下神经)分支及其分布。

6.斜角肌。

7.锁骨下动脉、静脉。

8.臂丛组成。

9.腹膜和腹膜腔的概念,脏器被腹膜覆盖的三种类型。

10.腹膜所形成的结构(网膜、系膜、韧带等)。

Ⅰ.颈部浅、深层的解剖

一、皮肤切口

尸体取仰卧位,垫高肩部以使头尽量后仰。

1.自颏下至胸骨柄上缘沿前正中线作一纵切口。

2.沿下颌底向外后方,经下颌角和耳廓下方延至乳突。

3.自纵切口下端向外沿锁骨上缘至肩峰(已切)。

注意切口要浅,不要切及颈阔肌。将皮片剥离向外侧翻起。

二、层次解剖

1.解剖浅层结构:

(1)观察颈阔肌:将此肌连同浅筋膜一切向上翻起,至下颌体下缘。

(2)解剖颈外静脉:在胸锁乳突肌浅面暴露颈外静脉,向上追踪至下颌角,向下追踪到它穿入深筋膜处。沿颈外静脉排列还有颈外浅淋巴结,看到后去掉。在颏下正中找出颈前静脉,观察它汇入颈外静脉。

(3)解剖颈丛皮支:从胸锁乳突肌后缘中点附近向前清理颈横神经,向上清理耳大神经,向后上清理枕小神经,向下清理锁骨上神经,可找到 3 支。

2.解剖舌骨下区和胸锁乳突肌区:

(1)打开封套筋膜:保留颈丛皮支和颈外静脉。

(2)解剖胸锁乳突肌:清理此肌后,切断胸锁乳突肌起点(胸骨头、锁骨头),翻向上,注意支配此肌的副神经在上 1/3 深面进入此肌,副神经继续向后下,入斜方肌,可不追踪。

(3)修洁舌骨下肌:正中两侧为胸舌骨肌,向外为肩胛舌骨肌,切断胸舌骨肌起点,翻向上看到深面的胸骨甲状肌和甲状舌骨肌,切断胸骨甲状肌下端翻起,暴露甲状腺、喉和气管等。

(4)解剖颈襻:支配舌骨下肌的神经为颈襻支,追踪并修洁颈襻,它由舌下神经降支和颈2、颈3的降支构成。

(5)解剖颈动脉鞘:沿鞘排列的一些淋巴结为颈外深淋巴结,以肩胛舌骨肌可分颈深上和颈深下两组,看到后可去掉。将颈动脉鞘纵行切开,观察颈总动脉、颈内静脉和两者深面的迷走神经的位置关系,并分离之。

(6)剖查颈总动脉和颈外动脉向前的分支:颈总动脉在甲状软骨下缘分成颈内动脉和颈外动脉。向前追踪由颈外动脉发出的甲状腺上动脉、舌动脉和面动脉。

(7)剖查喉上神经:首先找出与甲状腺上动脉伴行的喉上神经外支,再在甲状舌骨膜处找到喉上神经本干。

(8)剖查交感神经干:将颈动脉鞘内三结构向外拉,看到深方椎前筋膜,打开后找到交感干,向上、下追踪。颈上节呈梭形膨大,平对2,3颈椎。

(9)解剖甲状腺:在舌骨下肌深方的筋膜为气管前筋膜,包裹甲状腺形成甲状腺假被膜,打开甲状腺假被膜,露出甲状腺本身的纤维囊,就可以观察甲状腺形态和位置。

(10)剖查甲状腺下动脉和喉返神经:将甲状腺侧叶向内翻起,于腺下极处寻找甲状腺下动脉,在气管食管沟中找寻喉返神经,注意两者的交叉关系。

3.解剖舌骨上区:

(1)解剖颌下三角:清理深筋膜,辨认口底下颌舌骨肌、二腹肌前腹和颌下淋巴结。

(2)解剖下颌下三角:

1)确认三角边界,清理打开深筋膜,露出下颌下腺;

2)浅面:清理下颌下淋巴结和面前静脉;

3)追踪面动脉:向下追至颈外动脉起始处;

4)解剖舌下神经,并向上追踪至胸锁乳突肌上端深面。

5)翻起下颌下腺,在舌下神经上方,找出下颌下腺管和舌神经。

4.颈外三角解剖:

(1)解剖副神经:副神经由胸锁乳突肌后缘上、中1/3交界处斜向外下,至斜方肌前缘中、下1/3交界处入斜方肌深面。找出其附近的淋巴结,找到后去掉。

(2)解剖颈丛:将颈内静脉和颈总动脉拉向内侧,清理出颈丛各根及颈丛分支,追踪颈丛发出的膈神经,该神经从前斜角肌前面下降至胸腔。

(3)解剖臂丛及其分支:在前斜角肌后方解剖臂丛的根、干(上、中、下干),沿着干追踪5个根,以后干进入锁骨后方分成两股,再进入腋窝。

(4)解剖锁骨下静脉:清理沿前斜角肌前方,找到颈内静脉与锁骨下静脉合成静脉角,末端还收集颈外静脉。

(5)解剖锁骨下动脉:在前斜角肌内侧找出锁骨下动脉第一段,并寻找其分支:椎动脉、甲状颈干;椎动脉向后上经椎动脉三角进入颈椎横突孔,甲状颈干发出甲状腺下动脉、颈升动脉(向上)、肩胛上动脉(向外)。再查第三段,在前斜角肌外侧有颈横动脉发出。

5.颈根部解剖:

离断胸锁关节,在锁骨中外1/3交界处锯断锁骨,分离锁骨下肌,取下锯断的锁骨。

(1)解剖椎动脉三角:内侧为颈长肌,外侧为前斜角肌,下界为锁骨下动脉第一段,再查一下椎动脉三角内椎动、静脉。

(2)解剖胸导管末端:在左静脉角寻找胸导管,它横过颈动脉鞘后方,再转向前下,跨锁骨下动脉前方注入静脉角。类似小静脉,呈串珠状,经颈动脉鞘后方向下追踪至胸廓上口为止(右淋巴导管的长度仅 1cm,故右侧可不寻找)。

(3)解剖迷走神经及喉返神经:向下修洁颈内静脉和颈总动脉间的迷走神经,右侧迷走神经在锁骨下动脉处发出右喉返神经,勾绕锁骨下动脉走向后上,进入气管食管沟;左侧迷走神经经颈总动脉和锁骨下动脉间进入胸腔,所以左喉返神经只能在左侧气管食管沟中找到。

(4)解剖膈神经:追踪膈神经向下入胸腔。

(5)解剖交感干:向下追踪交感干,进一步观察颈中节、颈下节。

(6)检查胸膜顶:颈根部结构已暴露,用两手示指分别在胸腔和颈根部触摸胸膜顶,以理解胸膜顶的位置。

Ⅱ. 剖腹探查的局部解剖

按实习指导顺序逐项进行探查。一人念实习指导,同学轮流检视。

1.打开腹膜腔:为了观察方便,可将胸、腹壁一起沿两侧从上向下切开翻起。在翻腹壁时注意肝镰状韧带连于脐,可切断之。在腹壁内面衬有腹膜壁层,它是薄而光滑的浆膜,脏器表面也有腹膜脏层,两者之间的腔隙即为腹膜腔,临床上习惯称之为腹腔。

在腹壁打开后,首先看到的是肝、胃和大网膜。镰状韧带是腹前壁反折到肝的腹膜皱襞,肝只有在左右肋弓组成的胸骨下角露出一部分;可以在肝与左肋弓之间见到一部分胃;胆囊常超出肝下缘;大网膜为一自胃大弯下垂的腹膜皱襞,内有血管,大网膜像一个围裙掩盖于胃下方腹部脏器,一些小肠曲可自大网膜下方见到。充满尿的膀胱、怀孕的子宫,可在不同高度超过耻骨联合。

2.探查膈肌:将手指沿肋弓下缘向上伸入或向外侧探查,都可摸到膈肌,它构成腹腔的顶。

3.观察肝:肝为一大的红棕色腺体,大部分在右季肋区、腹上区,一小部分达左季肋区。肝为肋骨和膈肌所掩盖,因被有腹膜而表面光滑。

沿镰状韧带摸到肝表面,该韧带附着于肝的前上面,分肝为右、左两大叶。将右手伸入肝上面,发现镰状韧带左侧向左转折构成左冠状韧带,继续向左摸,可摸到游离缘呈三角形连于膈上,此即为左三角韧带。将右手伸向镰状韧带右侧,手指同样被右冠状韧带所阻,向右沿右冠状韧带也可摸到游离缘,此即为右三角韧带。将手伸入肝右叶的后方腹后壁可摸到隆起的右肾,再向上手指受阻,此即为右冠状韧带后层。前、后层愈合构成三角韧带。左冠状韧带前、后层和三角韧带的合成也是同样道理,不必追查。

4.探查小网膜:将肝尽可能向上推,将胃向下拉,即可见到连于肝与胃和十二指肠之间的腹膜皱襞,位于肝和胃之间的称肝胃韧带,位于肝和十二指肠之间的称肝十二指肠韧带,合称小网膜,出入肝门的结构即包在肝十二指肠韧带内。

5.观察胆囊:胆囊位于肝右叶下面,当充满时略呈梨形,其膨大的盲端叫底,常超过肝下缘,向上延续为体,再向上缩窄成颈,颈位于肝门的右端近肝十二指肠韧带。于此,颈乃连于胆囊管。底的四面均有腹膜包被,体颈则均紧贴肝的下面,故只有下面及两侧被有腹膜。

6.观察胃:胃位于左季肋区,小部分在腹上区,大部分为肝、膈肌及左侧肋所覆盖,只有在肝与左肋弓之间的一部分胃是直接与腹前壁相接触的。胃的上端叫贲门,由贲门向左摸到其最高点呈凸隆状,为胃底。由贲门向右沿胃小弯摸到小网膜游离缘处,此处胃壁特别厚实坚硬,为胃下端,叫幽门部,过此处即为十二指肠,其坚实感是由于幽门括约肌的存在而引起。胃的凸缘为胃大弯,其下挂有大网膜,胃大弯的位置变化很大,当胃充满及人直立时低。

7.观察十二指肠的上水平部:拉起肝,起自幽门部向后上方,继而急转直下连于降部。当肝被用力向上拉时,在小网膜游离缘的后面可摸到一孔,即网膜孔。此孔约可容 1～2 个手指通过,上界为肝尾状叶,下界为十二指肠上部,后界为覆盖于下腔静脉前面的腹膜,前界为肝十二指肠韧带,韧带中有三个重要结构。

8.脾:为一柔软的实质器官,大小变异很大,一般是深藏在左季肋区。将手沿膈肌下面插入,在胃上部后方可摸到脾。除脾门外,各面均为腹膜包被。可将它向下拉动一定距离,但拉不出来,因有两条韧带自脾门连于胃和腹后壁,即胃脾韧带和肾脾韧带。将左手示指沿胃大弯处在大网膜上打一个洞,将手指伸向脾门,然后将右手拇指与示指分别从脾门的前方及后方按向脾门处的左手示指,这时,在左手示指与右手拇指间的腹膜皱襞是胃脾韧带,在左手示指与右手示指之间的即为脾肾韧带。

9.观察网膜囊:将大网膜沿胃大弯剪开一小段(5cm 左右),将手伸入胃后方,此即网膜囊位置。

网膜囊前界为小网膜和胃,后界为覆盖在左肾、左肾上腺表面的腹后壁腹膜以及横结肠系膜。上壁为肝膈的反折,下壁则伸入大网膜前层和后层之间,左壁为胃脾韧带和脾肾韧带,右侧借网膜孔(Winslow 孔)与腹膜腔相通。将左手示指从网膜孔插入与右手(在网膜囊内)可相遇,每人都检视一下。

10.观察大肠:将大网膜翻向上方可见大、小肠,大肠环绕小肠四周行走,很像一个框子,大肠可以其结肠带、结肠袋、肠脂垂与小肠相区别,大肠可分盲肠、升结肠、横结肠、乙状结肠与直肠,盲肠上附有阑尾。

盲肠位于与小肠相接处的下方,在游离切开的标本上观察一下回盲瓣。提起盲肠,观察阑尾。注意观察阑尾的位置,一般以盆位、盲肠后位多见,看一下你所解剖的尸体阑尾是什么位置、长度多少,注意观察一下阑尾系膜。如一时找不到阑尾,可沿前结肠带向下追踪,手术时也用此法寻找阑尾。

由盲肠向上为升结肠,升结肠、降结肠没有系膜,而横结肠、乙状结肠有系膜。注意在结肠左曲常有一腹膜皱襞连于膈肌上,此即膈结肠韧带,有承托脾的作用。

乙状结肠在骶骨(第三骶椎水平)接直肠。直肠走行在骶尾骨前面构成骶曲以后进入会阴部。

11.探查小肠:可分三段,即十二指肠、空肠和回肠。十二指肠起自胃的幽门部,为一蹄铁形肠曲环抱胰头,大部分紧贴于腹后壁。十二指肠第一部即上部,向后上行走,至胆囊颈下方转向下连于第二部(即降部),第三部为下部(这两部均在腹膜后方),在肠系膜左侧可见十二指肠升部,连续空肠,此转折点叫十二指肠空肠曲,注意检查有一腹膜皱襞将此曲连于腹后壁上,叫十二指肠悬韧带(即 Treitz's 韧带)。

空、回肠均有系膜连于腹后壁,故又称系膜小肠,两者之间无明显界限,一般说来,左上 2/5 为空肠,右下 3/5 为回肠。将全部空、回肠襻拉出,检查肠系膜,追踪至系膜根。它自十二指肠空肠曲起,斜行右下至盲肠,长约 15cm。

辨认肠管各段的方法如下:

(1)可以结肠带、结肠袋、肠脂垂三特点来区别大肠和小肠。

(2)横结肠和乙状结肠的区别:横结肠两面有系膜(一为大网膜,一为横结肠系膜),而乙状结肠只一面有系膜。

(3)辨认所握小肠哪一侧为头端的方法:用两手指(拇、示指)向下摸肠系膜,假设肠系膜卷曲,则说明肠管是被拿颠倒了。

(4)辨认空、回肠:将肠管拉出,将其肠系膜对光映照可见近回肠管壁的肠系膜血管襻多,系膜内含脂肪多,直血管短;而近空肠管壁的肠系膜血管襻少,含脂肪少,直血管长。

12.检视腹膜形成的陷凹:检查完小肠后,检查盆腔内腹膜反折形成的陷凹,即膀胱直肠陷凹,如女性尸体则为膀胱子宫陷凹和子宫直肠陷凹。如系女尸,还要检视一下子宫及两侧的阔韧带,在阔韧带游离缘可摸到一管,即输卵管,在阔韧带后面还有一拇指头大的卵巢。在阔韧带前层可找到子宫圆韧带。

13.检视腹前壁内面的腹膜皱襞:在脐下可见到 5 条纵行皱襞,将腹前壁内面分成三对凹陷。这 5 条皱襞是:正中的一条为脐中襞,是胚胎时期脐尿管的遗迹。两侧为脐外侧襞,是脐动脉的遗迹。最外侧一对为腹壁下动脉襞。脐中襞两侧为膀胱上窝,在脐外侧襞与腹壁下动脉襞之间的凹陷为腹股沟内侧窝,腹壁下动脉的外侧为腹股沟外侧窝,后两窝分别与腹股沟管皮下环和腹环相当,为腹壁上的弱点。腹股沟管直疝和斜疝即分别由这些弱点突出。

实验九　开胸取肺、纵隔的解剖及结肠上下区的解剖

【目的与要求】

1.掌握胸肌(胸上肢肌和胸固有肌)的起止、纤维方向和作用。

2.掌握胸膜和胸膜腔的概念,壁胸膜分部、胸膜窦(特别是肋膈窦)的概念。

3.掌握肺的形态,肺根的排列。

4.掌握纵隔的概念和区分,各部的内容。

5.通过此区解剖掌握腹腔干分支及其分布。

6.掌握门静脉的合成、特点、主要属支及侧支循环。

7.掌握沿腹腔干排列的淋巴结。

8.掌握迷走神经在腹部的分支概况。

9.通过本次解剖要求掌握肠系膜上、下动脉分支及其分布。

10.掌握腹主动脉成对脏支及下腔静脉在腹后壁的属支。

11.掌握胸导管的起始,乳糜池收集范围。

12.掌握腰丛的组成分支情况。

13.了解腰交感干、腹腔节及腹主动脉丛。

【预习内容】

1.胸肌。

2.胸膜。

3.肺。

4.纵隔的概念和内容。

5.腹腔干分支及其分布。

6.门静脉合成、属支、侧支循环。

7.腹腔淋巴结收集情况。

8.迷走神经在腹部的分支。

9.肠系膜上、下动脉分支及其分布。

10.腹主动脉成对脏支。

11.胸导管。

12.腰丛。

Ⅰ.开胸取肺、纵隔的解剖

解剖胸部时,每 10 人(大组)解剖一具尸体。

一、胸壁解剖

在解剖过的胸前壁上清除浅层的胸大肌、胸小肌在胸壁上的附着;观察前锯肌的肌齿在胸侧壁与腹外斜肌肌齿的交错,暂勿去除此肌。在胸骨角水平触摸第 2 肋,尽可能辨认肋骨和肋间隙。胸骨下角由左、右肋弓所组成。

1.解剖肋间肌:选择第 3、4 或 5 肋间隙,因该处较宽,故便于观察肋间外肌,它位于肋间隙中,肌纤维方向由后上斜向前下。到肋软骨前,肋间外肌移行为肋间外膜。切开肋间外膜,暴露深方的肋间内肌,注意其肌纤维方向,恰与肋间外肌相反。

2.解剖肋间血管神经:从腋前线沿肋骨下缘向后切开一段肋间内肌,以肋间神经外侧皮支为标志,追寻行于肋沟下方的肋间神经本干。再沿肋骨长轴作一条长 2～3cm 的切口,切开骨膜,用刀将这一段肋骨自骨膜中剥离,并用肋骨剪剪去一段肋骨,注意勿伤及深方的肋间血管、神经。剔清肋间神经上方的肋间后动、静脉,尽量向前、向后把它们游离出来。观察肋间后静脉、肋间后动脉、肋间神经在肋骨下缘的肋沟内自上向下依次排列。

3.开胸:沿腋中线,在上 7 个肋间隙将肋间肌轻轻剔除约一横指宽,适能容纳骨剪,勿损伤深方的壁胸膜。用手指将壁胸膜自肋骨内面分离,然后用肋骨剪沿腋中线稍后方剪断第

2～8根肋骨。再锯断胸骨柄的下部,轻轻掀起胸骨柄,在第1肋间隙处剪断胸廓内血管,并用手伸入胸前壁与壁胸膜之间,将壁胸膜自胸骨及胸前壁分离。将胸前壁翻向腹部。

4.解剖胸廓内动、静脉和胸骨旁淋巴结:从翻下的胸前壁内面辨认胸廓内动脉及伴行的两条静脉,沿胸骨外缘下降,至第6或第7肋软骨后面分为腹壁上动脉和肌膈动脉,胸廓内动脉在上6个肋间隙各发出两个肋间前支,沿肋间隙上下缘走行,较细,沿胸廓内血管尚有胸骨旁淋巴结,试寻找并原位保留。

二、探测胸膜腔

在已打开的胸腔中观察胸膜、肺及纵隔所在部位,检查胸膜各部。

先在胸前壁距肋胸膜与纵隔胸膜交界线约1cm处,自上向下剪开肋胸膜,然后再自上、下两端,横向剪至腋中线,将胸膜翻向外侧,即打开胸膜腔。在正常状态时,脏、壁二层分离,若患胸膜炎,二层就常粘连。胸膜若是正常的,可将手指伸入脏、壁两层间,如有粘连轻轻剥离。先查明两侧胸膜腔,在壁胸膜和脏胸膜之间,为各自独立封闭的腔。摸认覆盖胸膜内面的肋胸膜,覆盖于膈上面的膈胸膜,覆盖纵隔两侧面的纵隔胸膜,以及在胸廓上口形成圆顶状隆起的胸膜顶。注意肺的前缘和下缘,在某些壁胸膜返折处并不伸入胸膜腔间隙,此间隙称胸膜隐窝,寻认在左肺前缘心切迹处的肋纵隔隐窝,在两肺下缘外方的肋膈隐窝。将肺前缘用手推向外侧,在肺根下方,寻认由壁、脏两层互相移行形成的皱襞,居纵隔胸膜和肺的内侧面间为肺韧带。

三、取肺

1.在取肺前先在原位观察两侧的肺。肺形似半圆锥形。肺尖向上伸入颈根部,肺底位于膈的上方,肺的胸肋面最为宽阔,其凸面与相对应的胸壁一致;肺的内侧面朝向纵隔,形凹,在其中部有出入肺门诸结构组成的肺根通过。肺的前缘和下缘薄锐,肺的后缘圆钝,位于脊柱两侧。

2.用手将纵隔胸膜向内推,用另一手将肺推向外侧,暴露出肺根和肺韧带。肺根由进出肺门的支气管、血管、淋巴管和神经外被胸膜构成。

3.在靠近肺门处,剔除肺根表面的浆膜,依次由前至后切断肺静脉、肺动脉、支气管,并切断肺根下方的肺韧带,将肺取出。在切断肺根时,应注意勿伤周围的结构,包括越过肺根前方的膈神经和越过肺根后方的迷走神经。在取肺过程中,如遇到肺的脏胸膜和壁胸膜间有粘连,可予以剪断。

4.肺取出后,观察左、右两肺的形态特点。

5.将肺放入胸腔,观察肺的体表投影。肺的前缘一般与胸膜前界一致;但肺的下缘比胸膜下界约高两肋。尸体肺因萎缩而比活体肺更高。

6.在心包上、下缘各作一横切口,正中作一纵切口,形似"工"字,把心包腔打开,留待以后观察。

四、纵隔的解剖

1.切开纵隔胸膜:循膈神经的前、后方,轻轻切纵隔胸膜,注意保留行于肺根前方的膈神经和伴随的血管,以及在肺根后方的迷走神经。再自肺根向前、向后作一水平切口,然后小心剥下纵隔胸膜。

2.解剖胸腺:在靠近胸骨柄处锯断锁骨和第1肋,注意勿伤胸锁乳突肌起点。将胸骨柄及锁骨和第1肋的断端掀起,观察位于上纵隔前部的胸腺。儿童时期的胸腺较发达,成年时期退化成形状不规则的脂肪及结缔组织块,是胸腺的残余。观察后予以摘除。

3.修剔大静脉:辨认左、右头臂静脉,右头臂静脉纵行并与上腔静脉延续,左头臂静脉从左上向右下斜行于胸骨柄后方,左、右头臂静脉会合形成上腔静脉。辨认奇静脉,它在右侧呈弓形越右肺根上方汇入上腔静脉。注意:在修剔这些结构及纵隔内其他结构时所遇到的淋巴结都应尽量原位保留。

4.解剖主动脉弓及分支:在左、右头臂静脉后面、辨认主动脉升部、主动脉弓以及发自其上的三支动脉,自右至左依次为头臂干、左颈总动脉和左锁骨下动脉。观察主动脉弓越过左支气管后,转向下续为主动脉胸部。

5.寻找动脉韧带:辨认肺动脉干和它在主动脉弓凹侧与肺动脉间的一条短粗结缔组织索——动脉韧带。

6.解剖膈神经和迷走神经:

右侧:在上腔静脉右侧寻认右膈神经,它向下经肺根前方,纵隔胸膜与心包之间,下行到膈;在气管外侧寻认右迷走神经,它向下经肺根后方到食管后面。

左侧:在左颈总动脉和左锁骨下动脉之间,寻认左膈神经和左迷走神经。左膈神经初位于左迷走神经外侧,然后交叉至其前方,越主动脉弓,再往下经肺根前方,下行到膈;左迷走神经越过主动脉弓后,向下经肺根后方到食管前面。

观察迷走神经在胸部发出的分支:右迷走神经越过右锁骨下动脉时发出右喉返神经,绕至动脉后方,回返向上,位置较高,暂不追寻,留待颈部解剖时再复认。左迷走神经越过主动脉弓时发出左喉返神经,绕至弓后,回返向上,行于气管与食管的沟内,可以向上追寻一短程。

7.找心浅丛和心深丛:在主动脉弓下方和动脉韧带的前方,寻认纤细的心浅丛;在主动脉弓后方,气管杈前方寻认心深丛。

8.找食管丛:向上翻起心并向前提起心包,轻轻地将它的后壁与邻近结构分离。剥除结缔组织、脂肪时,尽量勿伤迷走神经和淋巴结。在气管杈周围有许多淋巴结,剔清原位保留。

9.解剖迷走神经:剔清右肺根后方的右迷走神经,追寻该神经至食管壁后面;同样,在左肺根后方,剔清左迷走神经,并追寻该神经至食管前面。观察迷走神经在食管壁分散成为食管丛,在近膈处,又合为迷走神经前干和后干,在食管前、后与食管一起穿膈。

10.解剖胸主动脉:在后纵隔处,清除贴在主动脉胸部左面的胸膜及疏松结缔组织,首先观察主动脉胸部的行程,再向前拉食管,观察由主动脉胸部发出2~3支食管支至食管,最后查看起自主动脉胸部的肋间后动脉,因主动脉胸部偏左,所以右肋间后动脉较左侧的长。右肋间后动脉横越椎体前面入肋间隙。

11.解剖奇静脉:向左拉食管以显露奇静脉。查看注入奇静脉的右肋间后静脉,将主动脉胸部稍向右推,大致观察在胸椎体左侧而位于下部的半奇静脉和位于上部的副半奇静脉。在第8~9胸椎高度,半奇静脉向右横越脊柱前面,注入奇静脉。副半奇静脉则注入半奇静脉或向右单独直接注入奇静脉,查看左侧肋间后静脉,下部的注入奇静脉,上部的注入副半奇静脉。

12. 解剖胸导管:在食管后方,奇静脉和主动脉胸部之间寻认胸导管。胸导管颜色较白而壁薄,剔清时需小心勿损伤。它沿脊柱前面上升,到 4、5 胸椎处,经主动脉弓的后方,到食管的左侧,在该处小心剔除左侧纵隔胸膜,寻出上段胸导管,然后尽量向上向下小心把它们剥离出来。胸导管的起止点尚不能见到,留待腹部和颈部解剖时观察。

13. 解剖胸交感干:剥胸后壁的壁胸膜,在脊柱旁,沿肋骨小头向上向下剔清胸交感干。观察胸交感干的交感节及节间支。查看第 5～9 或 6～9 交感节发出分支,斜向前下,合并成内脏大神经;从第 10～12 交感节发出分支,合并成内脏小神经,它们在脊柱前面向内下,穿膈进入腹腔。

五、心的局部解剖

1. 观察右心房和右心室:

(1)右心房:沿上腔静脉口前缘至下腔静脉口前缘的连线(界沟的后方),作一垂直切口。在垂直切口的上、下两端各作一横行切口。翻开右心房前外侧壁,把右心房内的血块清洗干净,观察右心房内的结构。

1)右心房由光滑的后部和布满梳状肌的前部组成,前、后两部在右心房内被纵行的肌嵴——界嵴分界。其后部有上腔静脉、下腔静脉和冠状窦的开口,后两开口的前外侧缘各有半月形的下腔静脉瓣和冠状窦瓣。

2)观察右心房的后内侧壁,主要由房间隔组成,有卵圆窝及卵圆窝的边缘隆起,称卵圆窝缘,它们是胚胎时卵圆孔的遗迹。

3)右心房下壁有右房室口,仔细观察三尖瓣附于右房室口上的位置。

(2)右心室:用小指插入肺动脉干内,以确定肺动脉瓣的水平,在肺动脉瓣平面以下作一横行短切口,切开右心室前上壁,然后沿此切口两端,向下沿着平行于冠状沟 1cm 的距离,切开右心室前外侧壁,直至心的下缘。再沿横切口的另一端,作距前室间沟 2cm 的切口,向下直至心的下缘。注意切口不要过深,恰切透右心室壁为宜。向下翻开右心室前外侧壁时,勿损伤隔缘肉柱。清除右心室内血块,勿损伤三尖瓣及其腱索。观察右心室内各结构:

1)观察右心室流入道(窦部):流入道是右心室的主要部分,入口为右房室口,周径平均为 11cm。口周围的纤维环上附有 3 个三角形的瓣膜,称三尖瓣,分为前尖、后尖和隔侧尖。在瓣的边缘和其心室面连有多条结缔组织细索,称腱索。腱索向下连于室壁上的乳头肌。乳头肌是从室壁突入室腔的锥体形肌隆起,有前、后、内侧 3 个(或 3 组),其基底分别附于右心室前壁、后壁和室间隔。每个乳头肌尖端所发出的腱索连于相邻的两个尖瓣上。注意观察从室间隔连于右心室前壁前乳头肌根部的隔缘肉柱(节制索)。

2)观察右心室流出道(漏斗部):流入道和流出道以室上嵴为界,室上嵴是右房室口与肺动脉口之间,右心室壁上一个较宽的弓形肌隆起。流出道是右心室腔向左上方延伸的部分,向上逐渐变细,形似倒置的漏斗形,壁光滑无肉柱,称动脉圆锥。动脉圆锥的上端借肺动脉口通肺动脉干。肺动脉口周围的纤维环上附有 3 个袋口向上、呈半月形的瓣膜,称肺动脉瓣。每个瓣游离缘的中央有一小结,称半月瓣小结。

2. 观察左心房和左心室:

(1)左心房:为暴露左心房的内部,沿冠状窦的上缘作一横行切口,再在左右 4 条肺静脉口的内侧作两条垂直切口,向上翻起左心房的后壁,观察 4 条肺静脉的开口。左心房壁的内面,除左心耳内有梳状肌外,其余部分光滑。向下有左房室口通左心室,观察二尖瓣的形态及瓣的位置安排。

(2)左心室:为暴露左心室的内部结构,用剪刀的尖端伸入二尖瓣口,在前、后两瓣之间,沿后室间沟的左缘至心尖剪开左心室的后壁,再从心尖起沿前室间沟的左侧,经肺动脉的后方至主动脉,切开左心室及主动脉,清洗左心室内的血块,然后进行观察。

1)流入道(窦部):观察二尖瓣环、二尖瓣、腱索和乳头肌的形态和位置。左房室口周缘有二尖瓣环,该环较三尖瓣环略小,周径平均为10cm。二尖瓣环近似椭圆形,具有立体构型,前瓣环从两侧交界处开始,逐渐向主动脉方向翘起,至前瓣环中央处达最高点。纵形剖开心脏的左心室,二尖瓣环不成一直线。二尖瓣基底附于二尖瓣环,游离缘垂入室腔。瓣膜被两个深陷的切迹分为前尖和后尖。前尖呈半卵圆形,位于前内侧,介于左房室口与主动脉口之间;后尖略似长条形,位于后外侧。与二切迹相对处,前、后尖叶融合,称前外侧连合和后内侧连合。左心室前乳头肌多为一发育良好的锥体形肌,起于左心室前壁中部,指向二尖瓣前外侧连合;后乳头肌不甚规则,起自后壁近室间隔处,对向后内侧连合。每一乳头肌尖部通常有数个肌头,发出腱索至相邻瓣膜。

2)流出道(主动脉前庭):是左心室前内侧部分。此部腔壁光滑无肉柱,其出口为主动脉口。该口位于左房室口的前内侧,口周缘有三个彼此相连的、半环形纤维束构成的主动脉瓣环,瓣环附有3个袋口向上、呈半月形的瓣膜,称主动脉瓣。根据瓣的方位分别称为主动脉左、右、后半月瓣,每瓣游离缘有一半月瓣小结。与每个半月瓣相对的主动脉壁向外膨出,称主动脉窦(Valsalva窦),可区分为左、右、后3个窦,其中主动脉左、右窦分别有左、右冠状动脉的开口。

3.观察室间隔:心的各腔观察完毕后,再观察室间隔。注意:室间隔分为大部分的肌部和小部分的膜部。后者从左心室面观,恰位于主动脉瓣的右瓣和后瓣连合的下方;从右心室面观,它被三尖瓣的附着缘横过而分为两部分:其后上部介于右心房和左心室之间,称房室部,前下部介于左、右心室之间,称室间部,是室间隔缺损的好发部位。室间隔前、后缘与前、后室间沟相当。

Ⅱ.结肠上下区的解剖

一、解剖胃的血管淋巴和神经

1.先使腹上部有很好的照明,以便做深部解剖。助手尽量将肝向上翻起以暴露小网膜,沿胃小弯的中份剖开小网膜并清理少量脂肪后即可找到胃左动脉及其伴行的胃左静脉,修洁胃左动脉试找出其发至食管下端的食管支。如有可能,追踪胃左静脉汇入门静脉处。在胃小弯的幽门部清理出胃右动脉,它与胃左动脉在小弯处形成一动脉弓。

2.将大网膜翻向下,沿胃大弯找出胃网膜左、右动脉(只将大网膜前层剥开露出动脉即可,保留大网膜后层),两动脉在胃大弯附近互相吻合,并查看它们到胃的分支。

3.沿食管两旁有迷走神经进入腹腔,分别到胃的前后面,成为胃前和胃后神经,循胃小弯追踪胃前、后神经,并从胸腔的食管处牵拉迷走神经以证实是否找准,在胃小弯和大弯处可发现有胃上、下淋巴结。

二、解剖肝十二指肠韧带和肝总动脉

1. 将肝十二指肠韧带纵行剖开，清理其中的三种结构：胆总管位于右前方，肝固有动脉位于左前方，门静脉位于前两者的后方。首先由下向上修洁胆总管，注意不要损伤胆囊管、肝动脉以及胆囊动脉。修洁胆总管、胆囊管至胆囊，再修洁肝总管至肝门处。

2. 修洁肝固有动脉及其分布：向肝门处追踪可见肝固有动脉分为左肝动脉和右肝动脉两支，并由右肝动脉发出一支胆囊动脉，有的胆囊动脉起于肝固有动脉或左肝动脉等。胆囊动脉通常位于胆囊管、肝总管和肝下面所围成的胆囊三角（Calot's 三角）内。向下追踪肝固有动脉到小网膜游离缘处，清理出肝总动脉的另外两支，即胃右动脉和胃十二指肠动脉，后者进入十二指肠第一段和胰之间，然后分为胰十二指肠上动脉和胃网膜右动脉。

三、追踪腹腔干和门静脉合成

1. 将胃向上翻起，沿胰上缘向左追踪肝总动脉起于腹腔干处。腹腔干为起于腹主动脉的短干，被腹腔神经丛和神经节包绕，此时尚不能完全显露它的起点，于腹腔干处找到胃左动脉、肝总动脉和脾动脉。脾动脉沿胰上缘弯曲经脾肾韧带到脾，追踪脾动脉并找到它的分支——胃网膜左动脉和胃短动脉。

2. 在胰的上缘处将胰推向下前，找出被胰上缘覆盖的脾静脉，向左追到脾门，向右追至其与肠系膜上静脉汇合成门静脉处，并检查肠系膜下静脉是否汇入脾静脉，将其修洁出来，在胆总管和肝固有动脉的后方修洁门静脉及其属支。

至此，结肠上区的动脉分支、静脉、淋巴等已解剖完毕。对照教材将腹腔干的分支进行一次小结。另外，结合一些离体的示教标本观察胃壁的构造、十二指肠大乳头。

四、解剖肠系膜上动脉分支

1. 将横结肠向上翻起，将空肠、回肠及其系膜翻向左侧，可见小肠系膜根，从胰头和十二指肠下部之间穿出的肠系膜上动、静脉，除去肠系膜右层，肠系膜上动脉粗大，约在正中平面进入肠系膜根，肠系膜上静脉在它右侧，解剖时用镊子剥离即可。注意：只剥开前层，保留肠系膜后层。

2. 在肠系膜上动脉沿途有很多淋巴结，找出从动脉左侧发出的小肠动脉，修一部分小肠动脉即可，注意空肠动脉和回肠动脉都先形成动脉弓，弓的层次 1～4 级不等，从上向下渐次增多，然后从最边缘的弓分出的直动脉进入肠内。

3. 继续翻起右侧腹后壁腹膜，小心不要损伤腹膜外任何结构。自肠系膜上动脉的右缘从下至上解剖出三支结肠动脉：回结肠动脉、右结肠动脉和中结肠动脉，前两动脉常起于一干，修洁回结肠动脉时，试一一找出它的回肠支、盲肠支和到阑尾系膜内的阑尾动脉。

五、解剖肠系膜下动脉分支

将小肠系膜推向右侧，观察腹主动脉的分叉，肠系膜下动脉在分叉处的上方 4cm 处起于腹主动脉，除去腹后壁的腹膜分离出肠系膜下动脉，找出它的分支：左结肠动脉上升至脾曲与中结肠动脉吻合；乙状结肠动脉有 2～3 支；直肠上动脉是肠系膜下动脉的直接延续，向下进入骨盆。在解剖动脉分支时,注意与其伴行的淋巴结。

肠系膜下静脉位于同名动脉左侧,它们之间距离不一定,不伴行,向上修洁该静脉至其末端,一般在系膜后方汇入脾静脉,但也可能其他汇合形式,须注意观察。

至此,结肠下区肠系膜上、下动脉及其分支解剖完毕,进行一次小结。

六、解剖腹膜后间隙

1.剥离结肠左右曲处腹膜:将横结肠向下拉,把肝向上推,将十二指肠降部和空回肠向左推暴露出右肾上腺和右肾。把胃翻向上,剪断胃脾韧带,将胰、脾向上推,暴露出左肾上腺和左肾,解剖时注意观察肾的位置和毗邻。切开肾前面的腹膜、肾筋膜和肾脂肪囊后,可以看到贴在肾表面薄而坚韧的纤维囊。

2.在肾内侧缘中央解剖出肾静脉(前)、肾动脉(中)和肾盂后观察:肾动脉还发出肾上腺下动脉至肾上腺。左肾静脉还接受左睾丸静脉(或卵巢静脉),注意与睾丸静脉(或卵巢静脉)伴行的由腹主动脉发出的睾丸动脉。将肾翻向内侧,验证后面的被膜和毗邻关系。循肾盂向下追踪输尿管直至骨盆上口。

3.解剖腹主动脉和下腔静脉:小心剔除腹腔干和肠系膜上、下动脉起始部的结缔组织和淋巴结(注意保留神经丛),暴露出腹主动脉和下腔静脉,观察腹主动脉的行程,并解剖其成对的分支(上面已提到肾动脉、睾丸(卵巢)动脉,此外,还有肾上腺中动脉民、膈下动脉以及腰动脉等,可不必细追)。

4.仔细观察腹主动脉和下腔静脉周围的腰淋巴结:在右膈肌脚和腹主动脉后方寻找乳糜池,左、右腰干和肠干注入此池,循乳糜池向上追踪胸导管,它穿主动脉裂孔入胸腔。

5.解剖腹膜后的神经:从外侧向中线翻起腹后壁腹膜,辨认腰方肌、腰大肌和髂肌,然后解剖腰丛分支。

(1)在腰大肌外侧自下而上有股神经、股外侧皮神经、髂腹股沟神经和髂腹下神经(在其上方还有肋下神经)。

(2)检视位于腰大肌前面的生殖股神经。

(3)剖视位于腰大肌内侧的闭孔神经。

把腰大肌向外翻,可找到交感干,注意干上的神经节。

最后,在腹腔干和肠系膜上动脉根部检查腹腔丛和腹腔神经节以及两侧的主动脉肾节。在两髂总动脉之间,辨认上腹下丛。

6.观察通过膈肌的主要结构:

(1)腹主动脉和胸导管通过主动脉裂孔;

(2)食管和迷走神经通过食管裂孔;

(3)下腔静脉通过腔静脉孔;

(4)内脏大小神经和交感干通过膈肌脚。

至此,腹后壁解剖完毕。

七、腹膜后隙的局部解剖

腹膜后隙位于腹后壁腹膜与腹内筋膜之间,上至膈,下达骶岬、骨盆上口处。腹膜后隙内有肾、肾上腺、输尿管、腹主动脉、下腔静脉、神经和淋巴结等,并有大量疏松结缔组织。

1.解剖左肾,步骤如下:

(1)从下腔静脉至左肾门,修洁左肾静脉。

(2)观察并清理左肾静脉的属支:左睾丸静脉(女性为左卵巢静脉)和左肾上腺静脉。

(3)为了充分暴露左肾动脉,紧贴下腔静脉切断左肾静脉,并将其翻向左侧。

(4)现在可找到左肾动脉,沿左肾动脉追踪至肾门。通常左肾动脉在进入左肾之前分为两支,并通常可见副肾动脉。

(5)观察左肾动脉发出至输尿管和肾上腺的细小分支。内脏神经纤维与肾动脉伴行。辨认围绕肾动脉周围丝线样的内脏神经纤维。

(6)观察左肾盂和输尿管,将左肾翻向右前方,在肾门的最后部,辨认肾盂及其向下延续的输尿管,追踪输尿管,观察输尿管腹部越过腰大肌,斜行经过睾丸动脉(卵巢动脉)的后方。

(7)输尿管盆部:沿盆壁解剖分离一小段输尿管,其与膀胱的连续部位以后观察。

2.解剖右肾,步骤如下:

(1)从下腔静脉至右肾门分离相对较短的右肾静脉。由于左肾静脉已被切断,因此可将下腔静脉翻向右下方,暴露右肾动脉。

(2)辨认右肾盂和右侧输尿管。观察右输尿管、右睾丸(卵巢)血管和腰大肌的位置关系。

3.观察腹后壁肌肉:翻转两肾,用力撕去贴于腹后壁的肾脂肪囊和肾筋膜,清理腹后壁,辨认腹后壁的肌肉:腹横肌、腰方肌、腰大肌。辨认膈及第12肋。观察肾,肾的后面与膈、腰大肌、腰方肌及腹横肌腱后部相邻,右肾上端位于第12肋水平,左肾位置相对较高,其上端位于第11肋水平。将右肾推向下(将右肺推向上)。

4.观察肾的冠状切面:沿左肾外缘纵行切开左肾,将左肾分为前后两半,注意不要损伤肾的血管和输尿管,观察以下结构:

(1)纤维囊:易于从肾表面剥离。

(2)肾皮质:主要位于浅层,伸入肾锥体之间的部分称肾柱。

(3)肾髓质:由肾锥体组成。

(4)肾乳头:2～3个肾乳头组成一组,突入肾小盏。

(5)肾小盏:汇合形成2～3个肾大盏。肾大盏集合形成肾盂,肾盂出肾门后,移行为输尿管。

5.观察肾上腺:肾上腺位于肾的上内方,与肾之间仅隔少量脂肪组织。肾上腺易碎。死亡后很快被破坏,肾上腺保存情况要视尸体防腐质量而定。左、右肾上腺的形态及毗邻关系都不相同。

(1)右肾上腺呈三角形,松松地附着于右肾上方、下腔静脉的后方。

(2)左肾上腺近似半月形,紧邻左肾上端及内侧缘(偶尔可延伸至肾门)。

(3)肾上腺由数条血管供应,纤细的肾上腺上动脉发自膈下动脉;肾上腺中动脉在腹腔干的上方直接起自腹主动脉;肾上腺下动脉起自肾动脉。左肾上腺静脉注入左肾静脉,右肾上腺静脉直接注入下腔静脉。肾上腺接受众多交感神经纤维支配。切开一个肾上腺,辨认皮质和髓质。

6.观察腹后壁的神经:这些神经均是发自腰丛的T12～L5脊神经的前支。仔细去除腹后壁的筋膜暴露这些神经,常有变异,但正常情况如下:

(1)肋下神经(T12):位于第 12 肋下方约 1cm 处。

(2)髂腹下神经与髂腹股沟神经(L1):在腰方肌前方斜行向下。通常,这两条神经起自同一主干,达腹横肌时才分开。辨认髂腹股沟神经,并在腹前壁再找到它。可自腹股沟管浅环处向后追踪其至腹内斜肌和腹横肌之间,证实其来自腹后壁。注意这两条神经的变异是常见的,偶尔髂腹股沟神经缺如。

(3)生殖股神经:穿过腰大肌的前面,分布于腹股沟韧带下内侧一小块皮肤及提睾肌。

(4)股外侧皮神经:在近髂前上棘处经腹股沟韧带深面下行,其感觉纤维分布于大腿的外侧面。

(5)股神经(L2,L3,L4)比较粗大:位于腰大肌和髂肌的交角处,经腹股沟韧带深面至大腿,分布于大腿前面的肌肉和皮肤。

(6)闭孔神经(L2,L3,L4):位于腰大肌内侧缘。先在骨架上找到闭孔,从盆腔内面摸到闭孔沟,然后在尸体盆腔内面触摸闭孔沟,闭孔神经经此穿出盆腔至大腿,在盆腔内,用探针分离闭孔神经,并向上追踪至腰大肌内侧缘。

(7)腰骶干:由 L4 前支的一部分和 L5 前支的全部组成,粗大而扁平。腰骶干紧贴骶骨翼下行,参与骶丛的构成。由于腰大肌的遮盖,所以不易观察到此干。

(8)交感干:从胸腔向下追踪交感干至腹腔。在横断面标本或图上观察交感干的位置。寻找从交感干神经节至腰神经的交通支。

解剖提示:只有去除腰大肌,才能完全暴露腰丛及其分支,而且由于这些分支在不同层次穿过腰大肌,所以可用手指或镊子将一侧的腰大肌一点一点剥掉,观察腰丛和腰骶干。另一侧腰大肌保留。

7.观察膈:膈的外周是肌性部,中央部分是腱膜,称中心腱,心包附着于此。剥离膈下面的壁腹膜,辨认:

(1)膈的起始部:①胸骨部起自剑突后面;②肋部起自下 6 对肋,起点与腹横肌相交错;③腰部以左、右膈脚起自上 2~3 个腰椎。辨认右膈脚位于食管裂孔的外侧。寻找向内下方走行的肌束,此为悬吊十二指肠空肠曲的十二指肠悬肌(Treitz 韧带)的残余部分。辨认左膈脚。

(2)弓状韧带:内侧弓状韧带为一腱弓,横跨腰大肌的前面;外侧弓状韧带越过腰方肌的上部。

(3)三个裂孔:辨认腔静脉孔和食管裂孔,其穿行结构已被切除。主动脉穿过主动脉裂孔。观察三个裂孔的高度(椎骨水平),由后向前,裂孔位置越来越高。

(4)观察膈的神经支配。在胸部追踪膈神经进入膈,膈的运动由膈神经中的运动纤维支配,膈的感觉主要由膈神经支配,膈的周围部也接受肋间神经的感觉纤维。

8.观察内脏大神经:在胸腔,找到一侧的内脏大神经,追踪至穿膈脚处。用一探针与内脏大神经平行穿过膈脚,在膈脚的腹腔面,找到探针和内脏大神经,可见内脏大神经的大部分纤维行向腹腔神经节。复习内脏神经支配腹腔脏器的概况。

实验十　背部浅层及臀部、股后区的解剖

【目的与要求】
　　1.掌握背肌、肩胛肌的层次、位置关系和神经支配。
　　2.掌握臀部肌的层次、位置、作用及神经支配。
　　3.掌握股后群肌位置、起止、作用及神经支配。
　　4.通过梨状肌上、下孔的结构。

【预习内容】
　　1.背肌、肩胛背部肌起止、作用。
　　2.臀肌、股后群肌起止、作用。
　　3.脊神经的组成及脊神经后支的特点。
　　4.骶丛的组成和主要分支。

Ⅰ.上肢组:背部浅层的解剖

一、切口

使尸体俯卧,两臂左、右平伸。
1.沿背部正中线自枕外隆凸向下切至骶骨背面中线。
2.自枕外隆凸向外沿上项线切至乳突。
3.自第 7 颈椎棘突切至肩峰。
4.自纵切口(1)之下端向外沿髂嵴切至髂前上棘。

二、层次解剖

将皮肤和浅筋膜一起翻向外侧。修去斜方肌和背阔肌表面的深筋膜,观察背部浅层肌肉。
　　1.斜方肌:查看其起止点及肌纤维方向。该肌起自上项线、枕外隆凸、项韧带、第 7 颈椎和全部胸椎的棘突,上部的肌束斜向外下方,中部的平行向外,下部的斜向外上方,止于锁骨的外侧 1/3 部分肩峰及肩胛冈。在上端横行切断该肌在枕骨上的起点,再在棘突外方一横指处轻轻切断该肌起点,将肌片翻向外侧,然后在其深面寻找副神经。
　　2.背阔肌:查看其起点及供应该肌的神经和血管。该肌起自下 6 个胸椎棘突、全部腰椎棘突、骶正中嵴后部等处,肌束向外上方集中,以扁腱止于肱骨上端的结节间沟内。
　　3.菱形肌:居斜方肌深面,在棘突附近纵行切断该肌,向外翻起,查看进入该肌的肩胛背

神经和颈横动脉降支。

4.解剖肩胛区：修洁三角肌,解剖观察肩胛区的肌肉、神经和血管。

(1)三角肌：起自锁骨的外侧段、肩峰和肩胛冈。肌束从前、外、后包裹肩关节,逐渐向外下方集中,止于肱骨体外侧面的三角肌粗隆。从起点处切断三角肌束并翻向外侧,查看进入该肌的腋神经和旋肱后动脉,神经和血管皆由四边孔进入本区。

(2)切开坚固的冈上、下筋膜,修洁冈上肌、冈下肌、小圆肌、大圆肌、背阔肌及肱三头肌长头。修洁并分离各肌,注意勿伤及位于肌肉深处的血管、神经。

肩胛上动脉在肩胛横韧带上方跨入冈上窝,而肩胛上神经则从韧带下方进入。血管神经由冈上窝绕肩胛颈进入冈下肌深面的冈下窝。

(3)从三边孔内找出旋肩胛动脉。观察旋肩胛动脉与肩胛上动脉的吻合。

Ⅱ.下肢组：臀部、股后区的解剖

一、切口

1.从髂前上棘沿髂嵴到髂后上棘。

2.沿骶正中下达尾骨尖。

3.沿臀沟至臀外侧作一水平切口。

4.从臀沟中点向下直达腘窝的皮肤向两侧翻起。

二、层次解剖

1.浅筋膜内的结构：臀部皮下组织致密并充满脂肪。沿臀部切口将浅筋膜向外翻起。

2.深筋膜：位于臀大肌表面,并发出纤维束至臀大肌内。清理中寻找股后皮神经。于臀大肌下缘中点纵切深筋膜直达腘窝,于深筋膜深面可找到该神经。

3.修洁臀大肌：为避免伤及肌下面的血管神经,可于未完全切断前以手指或刀柄伸入肌深面,作尽可能分离。由臀大肌内侧份切断肌纤维,向外翻开臀大肌,可见臀上动脉浅支与臀下血管神经,臀大肌与股骨大转子间无黏液囊存在。

4.解剖梨状肌上、下孔通过的结构。

(1)梨状肌是臀部重要的肌之一,它起自骶骨盆面的外侧,止于股骨大转子尖端。修洁该肌上缘,使其与臀中肌分离,并切断臀中肌中份,翻开即可见到其深方的臀小肌。梨状肌上孔穿出的血管神经分布至臀中、小肌,臀上动脉有分支至臀大肌。梨状肌下孔穿出的血管神经中,以坐骨神经最粗大,其内侧为股后皮神经,再内侧为臀下血管神经。阴部血管和神经出梨状肌下孔后立即进入坐骨小孔,然后走向阴部的坐骨直肠窝。

(2)观察坐骨神经,穿出部位是否有变异,常见变异为以单干穿梨状肌或以两根夹持梨状肌,以及一支由梨状肌穿出,而另一支由梨状肌下孔穿出。在臀部,坐骨神经的深面由上而下有上孖肌、闭孔内肌腱、下孖肌和股方肌。

5.解剖股后区：观察股后部的肌肉和神经血管,半膜肌、半腱肌位于内侧,股二头肌位于外侧,它们共同起始于坐骨结节,止于胫、腓骨,三肌均由坐骨神经支配。股后部血管来自股深动脉,查看有几支穿动脉营养股后肌群。在清理坐骨神经时,尽量保留肌支。

实验十一　臂后、前臂后及腘窝、小腿后区的解剖

【目的与要求】

　　1.掌握臂后区肱三头肌起止、作用及神经支配。

　　2.掌握前臂后群肌名称、排列、作用及神经支配。

　　3.掌握小腿后区肌名称、排列,小腿三头肌的起止、作用及神经支配。

　　4.掌握腘窝的界限和内容。

　　5.掌握腘动脉分支分布。

【预习内容】

　　1.臂后、前臂后群肌名称、位置、作用。

　　2.小腿后区肌名称、位置、作用。

　　3.桡神经分支分布。

　　4.坐骨神经分支分布。

　　5.腘动脉分支分布。

Ⅰ.上肢组:臂后、前臂后的解剖

一、切口

　　1.继续向后揭起臂部、前臂皮片。

　　2.在肘、腕关节处分别作一横切口。

　　3.剥离皮肤,可将分离的皮片去掉。

二、层次解剖

　　1.清理浅筋膜,找出三条皮神经。

　　(1)在三角肌后缘中点下方找出臂外侧皮神经。

　　(2)在臂后区中部找出臂后皮神经。

　　(3)在臂后中、下 1/3 处找出前臂后皮神经。除去浅筋膜。

　　2.解剖桡神经和肱深动脉:将深筋膜切开,修洁肱三头肌,在肱三头肌长头与外侧头之间钝性分离,寻找桡神经和肱深动脉进入肱骨肌管处,将摄子沿桡神经走行方向插入肱骨肌管,切断肱三头肌。打开肱骨肌管,显露管内的桡神经和肱深动脉,观察其走行和分布。

　　3.解剖尺神经:在肱骨内上髁后方尺神经沟内找出尺神经,向上、下略加追踪。

4. 解剖前臂背侧深筋膜及伸肌支持带：纵行切开深筋膜（保留伸肌支持带），翻向两侧，显露前臂后群肌。

5. 解剖前臂后群肌：浅层由桡侧向尺侧分离，即桡侧腕长伸肌、桡侧腕短伸肌、指伸肌、小指伸肌、尺侧腕伸肌；之后再清理和辨认深层的拇长展肌、拇短伸肌、拇长伸肌和示指伸肌，在指伸肌深面拇长展肌上方找到旋后肌。

6. 解剖骨间后血管神经束：找出桡神经深支穿插后肌处，向下追踪，可见其自旋后肌中部穿出，穿出后即更名为骨间后神经，向下修洁至旋后肌下缘，找出骨间后血管，观察它们的位置及走行。

Ⅱ. 下肢组：腘窝及小腿后区的解剖

一、切口

1. 腘窝下缘已有一横切口。

2. 在内、外踝水平过踝关节后方作一横切口。

3. 沿小腿后区正中作一纵切口，与切口1、2相连，将小腿皮肤翻向两侧。

二、层次解剖

1. 解剖浅筋膜内结构：

(1) 外踝后找出小隐静脉及伴行的腓肠神经，向上，小隐静脉穿入腘窝的深筋膜。

(2) 追踪腓肠神经合成：腓肠神经是由腓肠内侧皮神经和腓肠外侧皮神经合并而成。

2. 解剖深筋膜：切开厚而坚韧的腘筋膜，在小隐静脉末端附近有时可见1～2个腘淋巴结，看到后去掉。

3. 解剖腘窝：

(1) 观察腘窝的境界：观察上内侧界的半腱肌、半膜肌；上外侧界为股二头肌，下内和下外侧界为腓肠肌的内外侧头，并修洁之。

(2) 解剖腘窝中的血管、神经：清理股二头肌内侧缘，找出腓总神经。追踪可见其在腓骨头下方绕腓骨颈向前穿入腓骨长肌。

在腘窝中线清理胫神经，还可见胫神经的一些分支，用木枕垫起，使小腿后群肌放松，分离腓肠肌两个头，并在胫神经分支穿入点以下切断（约在起点下5cm处），并将腓肠肌翻向下方。

清理包裹胫动、静脉的筋膜鞘，露出腘静脉、腘动脉，并解剖出腘动脉的五个关节支：膝上外侧动脉、膝上内侧动脉、膝下内侧动脉、膝下外侧动脉和膝中动脉。

(3) 解剖小腿后区肌及血管神经：修洁比目鱼肌，仔细解剖穿过其上缘的胫神经、胫后动、静脉，沿比目鱼肌腱弓从内侧切断，翻向外侧，可见此肌深面有一筋膜隔，将浅、深层肌分开，切除之，然后暴露腘肌，辨认胫骨后肌（中间）、趾长屈肌（胫侧）和长屈肌（腓侧），并修洁之。然后，清理胫后动脉和胫神经。

注意：在腘肌下缘腘动脉分成胫前动脉和胫后动脉，解剖胫前动脉穿骨间膜向前，再清理胫后动脉向下分出腓动脉，向下追踪胫神经、胫后动脉和腓动脉。

实验十二　开颅取脑的局部解剖

【目的与要求】
　　1.掌握额顶枕区的层次。
　　2.掌握颅顶区动脉的分支分布。
　　3.掌握脑膜的组成、脑的动脉。
　　4.掌握脑神经的组成和位置。
　　5.掌握海绵窦的位置和内容。
【预习内容】
　　1.脑神经。
　　2.脑脊液循环。
　　3.海绵窦。
　　4.脑的动脉。

一、颅顶结构

1.做下列皮肤切口:在中线上由外鼻经颅顶至枕外隆凸;在左、右侧从颅顶切至耳屏的上缘;从枕外隆凸向左右侧到乳突。

2.翻下四个皮瓣,用你的手指或刀柄松解腱膜下组织,在颅侧面将其与颞筋膜和颞肌分离,颅皮瓣内含血管和神经,枕肌位于后皮瓣内,额肌位居前皮瓣,检查帽状腱膜和与它相连的枕额肌,确认头皮广泛而丰富的血液供应。

3.观察帽状腱膜,它紧扣颅顶。用手术刀将其从上向下游离至颞筋膜,不要切除颞筋膜,此时可见缝线分隔每块颅骨。在尸体和颅骨上辨认下列结构:冠状缝,分隔额骨与两块顶骨;矢状缝,分隔左右顶骨;前囟,该点为冠状缝与矢状缝的相会处;人字缝,分离不成对的枕骨和两块顶骨;人字缝尖,该点为矢状缝与人字缝相会处;额缝,由鼻骨向上延伸很短的距离。

二、颅底

1.切除颅盖:去除颅盖。注意颅顶骨由三部分组成:很致密的颅骨外板、坚硬而致密的内板、板障(一层像三明治一样的海绵骨,夹在颅骨内、外板之间,内含板障静脉)。观察颞区无板障(此处被厚的颞肌所覆盖)。回到尸体标本,拉头皮前半至面部,后半至枕骨,用下列方式解剖颞肌:用手术刀沿颞线切开颞筋膜,即在颞肌的上缘、后缘作半圆形切口,在颞肌和骨壁之间插入刀柄,向下游离颞肌到颧弓。刮净骨面,用一橡皮带或细绳环绕颅的周围,前方在眶上缘上方至少2cm,后方在枕外隆凸上方约2cm,以此为标记环绕颅顶盖用铅笔画线。沿此线用锯先锯开外板,翻转尸体,若由面到枕有湿的红骨,表明锯已至板障,尤其注意,此处骨壁薄,如果你锯透内板,勿伤及硬脑膜或脑,因此用凿子斜插入锯口轻轻敲击,直到颅盖能松动,用手指、刀柄或钳子小心打开颅盖,不必过度用力猛拉,以免损伤硬脑膜或脑。

2. 开颅之前先楔形切除枕骨。

(1)此时楔形切除枕鳞可为开颅提供许多方便条件:能更易检查脑与脑膜的位置,能证实窦汇和横窦。切除小脑以后,出现脑干和脑神经,可供研究。事先切除部分枕骨,也便于研究颅骨的有关界标:乳突、枕外隆凸、枕骨大孔。

(2)检查枕骨内面:上矢状窦沟,左右横窦沟,两个小脑窝为横窦和两小脑半球所在。在颅骨上用铅笔画出人字缝的切线,在枕骨与顶骨之间,确定枕骨大孔外侧缘,由左右侧连接人字缝,即枕部的切线。

(3)翻转尸体呈俯卧位:分离枕骨后方的肌肉,清晰辨认枕骨和寰椎间隔,保护椎动脉,用剪刀小心地从两侧椎动脉之间横行切开寰枕后膜,刮除附于枕骨的肌肉。用铅笔标出动脉到枕外隆凸的弧形线。用小锯沿此线部分切除枕鳞,注意保护硬脑膜和椎动脉。检查切除骨片的内面:两小脑窝的上方为小脑半球,左右横窝沟内的横窦为静脉通道。

三、脑膜

脑被三层被膜所覆盖,分别是:①硬膜为外膜;②蛛网膜位于中层;③软膜,为软而透明的薄膜,紧贴脑组织的表面。硬膜厚而致密,蛛网膜、软膜薄而透明,三层被膜均与脊髓的被膜相续。

硬膜由两层组成,粗糙的外层形成颅骨的内骨膜,内层光滑,除形成硬脑膜窦的地方以外,两层均不能分开。在尸体上检查粗糙的外层覆盖在大脑和小脑半球的表面,观察脑膜中动脉及其分支,该动脉为硬脑膜供血,而大量血液也到颅骨。借助放大镜检查颅骨内面的脑膜中动脉,注意其大量小分支进入骨质。

在某些区域,两层硬脑膜形成静脉窦,确认上矢状窦和左、右横窦,剪开上矢状窦后,检查并验证血流方向从前向后逐渐增加,在横断面上它呈三角形,其外侧部为外侧隐窝。有菜花状团块突入其中即蛛网膜粒。

两侧硬脑膜从大脑和小脑半球以下列方式返折,经冠状缝作硬脑膜切口,小心勿伤及深面的蛛网膜,先作一小口,再插入剪刀,在上矢状窦和横窦周围约 2cm 处切开硬脑膜,暴露大脑镰,注意硬膜内层是光滑的,向下沿横窦边缘,切开硬脑膜,并小心游离寰椎后弓,切除硬脑膜,但保留两小脑半球之间的部分,即小脑镰。随之蛛网膜被暴露,宽阔的蛛网膜下隙位于蛛网膜与软脑膜之间。蛛网膜为蜘蛛网状薄而无血管的一层膜,它松松地环抱于脑的周围。蛛网膜下隙内含脑脊液,在活体上它有吸收作用,在尸体上它消失了。将大脑半球的某部分复原如下:用注射器针头斜刺蛛网膜,向该间隙注入 5～10ml 液体(有色的或纯水),该液体即覆盖于脑沟和脑回,光滑的蛛网膜盖于脑的沟裂表面,宽阔的蛛网膜下隙称为池,找到最大的小脑延髓池,它位于小脑后方与延髓之间。

于一侧大脑半球,切除蛛网膜确认软脑膜,它是一层细软的膜,紧贴于脑的沟裂内,膜内有供应脑的血管。观察大脑的静脉,注入上矢状窦。

四、暴露脑干和第四脑室

保持脑结构的完整是有用的,可用于将来进一步详细研究。如果不需保留小脑,可仅保留脑、脑干及第四脑室,目的是暴露脑干及由其发出的脑神经。小脑盖于脑干的后方,以下列方式切除小脑右半:用刀在小脑正中线上小心地切开小脑蚓部,向下至窦汇和小脑镰右侧,避免切入延髓。距正中线旁开5mm处切除小脑组织,轻轻地移去小脑,即部分地看到第四脑室。将小脑切成几个薄片,最后切除右小脑半球的剩余部分,脑干右半和第四脑室已暴露。

仅在右侧确认下列重要结构:椎动脉经枕骨大孔入颅腔。滑车神经(Ⅳ)为脑神经中最纤细的神经,它附于中脑四叠体的下方。三叉神经(Ⅴ)为脑干发出的最粗大的脑神经。面神经(Ⅶ)和前庭蜗神经(听神经Ⅷ)经内耳门穿出。有三条脑神经集中穿过颈静脉孔:舌咽神经(Ⅸ)、迷走神经(Ⅹ)和副神经(Ⅺ)。

五、硬脑膜皱襞

硬脑膜内层向内形成了几个不完整的皱襞,要检查小脑幕、小脑镰、大脑镰。在尸体上,检查小脑幕下表面(右侧半球已被切除),它分隔了小脑与大脑枕极,在解剖位置上又承托了枕极的重量。观察其后缘,它包含横窦,枕骨内面沿横窦沟延伸,其前缘游离形成小脑幕切迹,环绕中脑。

小脑镰较小,其前方的游离缘位于正中线上,在后方分隔小脑半球。

大脑镰为大而厚的膜,呈矢状位,位于两大脑半球中间,它前连筛骨鸡冠,后接小脑幕的中央,其上缘内含上矢状窦,沿上矢状窦沟由颅顶内表面观察其延伸,于左右侧切断大脑上静脉,它们均注入上矢状窦。游离大脑镰,一般部分地提起后观察其下缘,它位于胼胝体的上方。下矢状窦恰位于其下缘内,它与大脑大静脉共同汇入直窦,该窦斜行向后走行于大脑镰与小脑幕之间,最后汇入窦汇。

六、切除脑

1.先把脑膜与颅骨游离开,然后从后面横断下列三结构:在寰椎水平面横断脊髓及位于枕骨大孔两侧的椎动脉。右侧小脑半球已被切除,紧贴脑干切断滑车神经、三叉神经、展神经、面神经,后部的迷走神经、副神经、舌下神经,仍需暴露右侧的嗅神经、视神经、动眼神经、血管、硬脑膜襞,此时观察其骨性标志和某些软结构。分离颅骨,辨认下列结构:鸡冠、筛板、视神经管、颈内动脉沟、颞鳞部。

2.对照图谱确认下列结构:嗅球和嗅束、视神经、漏斗、左右颈内动脉、动眼神经、展神经。

3.解剖步骤:翻转尸体面向上,用1～2个手从后面检查额极,由前向后掀起大脑镰、额叶底部,注意嗅球和嗅束。抬起额叶可见漏斗和视交叉、视神经、颈内动脉、动眼神经,并切断;用弯剪刀沿其外缘、后缘剪断小脑幕,观察展神经。

七、大体观察一侧大脑半球

额极为最大的极。参照颅骨辨认颅底三个窝:颅前窝、颅中窝、颅后窝。将脑放入尸体的颅腔,分辨:额极、额叶位于颅前窝;颞极、部分颞叶位于颅中窝;枕极与部分枕叶、小脑位于颅后窝。检查脑底面,它由蛛网膜覆盖,切除之,可见脑底动脉,两条椎动脉和两条颈内动脉共同构成 Willis 环。左右小脑下后动脉来自椎动脉,左右椎动脉合成基底动脉,基底动脉分支：小脑下前动脉、小脑上动脉和大脑后动脉。注意：动眼神经位于大脑后动脉与小脑上动脉之间，每侧颈内动脉发出眼动脉、大脑中动脉和大脑前动脉。由前、后交通动脉，大脑前、后动脉，颈内动脉组成 Willis 环；大脑内侧面，由大脑前、后动脉供应，以顶枕沟为界。大脑中动脉广泛地分布至大脑半球外侧面和岛叶。在脑底面辨认 12 对颅神经（第 1～12 颅神经）。

八、颅底三窝

1.颅前窝：颅前窝通过三个嵴与颅中窝较明显地分开：锐利的左右蝶骨小翼后缘和交叉前沟前缘。确认颅前窝的三个骨性结构：鸡冠、筛骨筛板、额骨眶板（构成眶腔的顶）。回顾软结构与骨性标志的大致关系，嗅球位于筛板上，大脑镰延伸至鸡冠三角，大脑半球的额极位于额骨的眶板上。

2.颅后窝：颅后窝为颅底三窝中最大最深的窝，以鞍背和颞骨岩部上缘与颅中窝分隔，其底的中央为枕骨大孔，该平面是延髓与脊髓的相续处。斜坡为脑干所在处。小脑和大脑枕极早已检查过。

辨认下列开口：舌下神经管有舌下神经穿过；颈静脉孔有舌咽神经、迷走神经、副神经和颈内静脉穿过；内耳门有面神经、前庭蜗神经及迷路动、静脉穿过。翻转尸体，循面神经至其穿出的孔，注意三叉神经向上弯曲至岩骨最内侧部上缘，该神经穿小脑幕至颅中窝的三叉神经腔。切开横窦延至乙状窦，小脑幕的岩骨上缘为岩上窦，该窦连结海绵窦与横窦。最后辨认展神经残端，它穿过硬脑膜。

3.颅中窝：颅中窝的主要组成部分为蝶骨和颞骨，每侧蝶骨大翼均含有新月形的孔，左、右颅中窝被大脑半球的颞叶所占据，辨认下列主要的孔或标志：

（1）眶上裂有动眼神经、滑车神经、眼神经、展神经、交感神经纤维和眼上静脉穿过；圆孔有上颌神经穿过；卵圆孔有下颌神经穿过；棘孔有脑膜中动脉穿过；垂体窝容纳脑垂体；交叉前沟通向两侧视神经管；视神经管有视神经和眼动脉穿过；破裂孔位于垂体窝与岩尖之间，有颈内动脉和岩大神经穿过。

（2）翻转尸体辨认，视神经穿过视神经管，此时移动脑，垂体连于垂体柄，该腺体位于环形硬膜隔的下方，并被鞍隔覆盖。切开硬膜暴露血管和神经：岩上窦向前至海绵窦，海绵窦为大而重要的，在冠状切面上可见窦内走行的颈内动脉和脑神经，在颅后窝提起展神经、动眼神经。切开硬膜追踪其入海绵窦。提起三叉神经，它经岩骨上缘，长约 1cm，被蛛网膜所包裹。由蝶骨大翼切除硬脑膜，暴露三叉神经节及其三个分支，追踪其下颌支，入卵圆孔，上颌神经入卵圆孔，追踪眼神经至眶上裂，清理颈内动脉，证明它的窦内走行及与动眼神经、滑车神经、展神经的关系。

实验十三　清创术和静脉切开术

【目的与要求】

　　1.将污染伤口变为清洁伤口,以利于愈合。
　　2.学习实验动物的准备、动物的麻醉方法和手术区的准备。
　　3.学会清创术的操作方法。
　　4.学会静脉切开的操作方法。

【器械】

　　手术刀柄、刀片、剪、生理盐水、血管钳、咬骨钳、镊、缝针、丝线、软毛刷、换药碗、弯血管钳、医用塑料管、纱布。

Ⅰ.清创术

一、清洗

　　1.麻醉成功后,选择适宜的体位,将动物绑扎于手术台上。

　　2.先用无菌小纱布覆盖伤口,剪去伤口周围的毛发。术者常规洗手,戴无菌手套。用软毛刷蘸消毒肥皂水洗刷伤口周围皮肤,除去污垢和油腻。再用无菌等渗生理盐水冲洗干净。换软毛刷重复刷洗2~3遍,直至清洁为止。用无菌小纱布轻轻吸干创面。脱去手套。

　　3.参加手术者重新洗手,穿无菌手术衣,戴无菌手套。用3%碘酊消毒伤口周围皮肤,待碘酊干后,以75%酒精将碘酊擦洗两次。注意勿使消毒液流入伤口。铺上手术巾,进行伤口处理。

　　4.清洗伤口:仔细检查伤口,了解伤口部位、大小、污染程度及有无合并伤。清除表面的血凝块和异物,然后由浅及深有序处理。用生理盐水冲洗每一个盲角或死腔,直至冲净。为方便处理伤口深部及探查伤口,可适当延长伤口和切开筋膜。

　　5.修剪创面组织:术者右手持剪,左手持有齿镊,切除失活组织、血供不良组织和明显挫伤的创缘组织。提起伤口皮肤边缘,在创缘0.2cm处,剪除破碎不整的皮肤和伤口表面的污染组织。皮肤切除不应过多,以免缝合时张力过大而影响愈合。若伤口齐整、伤后时间短、污染轻,皮缘可不切除。如有异物,一并清除。

　　6.彻底止血:以血管钳夹出血点,以细线逐个结扎或电凝止血。

　　7.肌肉、筋膜的处理:已撕碎、压烂、断裂的肌肉、筋膜都应彻底清除。坏死的肌肉需切至出血或夹时有收缩为止,清理创腔和创袋,一切异物均应力求取净。

　　8.肌腱的处理:已坏死、污染和挫压严重的肌腱应切除。

9.血管损伤:如果循环良好,不妨碍远端血运,用丝线双重结扎。若危及远端肢体血运,用血管夹控制止血。

10.神经的处理:任何神经均应保留。

11.骨骼的处理:完全游离的小骨片应清除,大块游离骨片消毒清洗干净后置于原位。污染断端可用咬骨钳咬出,髓腔内的污染用刮匙刮净。

12.再次清洗:以 3% 双氧水冲洗伤口,特别注意伤口深部及死角。用生理盐水冲净,再用活力碘原液(有效碘为 1%)稀释 10 倍冲洗或用活力碘原液稀释 40 倍浸泡 5min,大中型伤口用 1/1000 新洁尔灭浸泡 5min,再用生理盐水冲洗干净后擦干皮肤。

二、修复

更换手术单、器械和手术者手套,重新消毒铺巾。

1.骨折复位:清创后直视下将骨折手法复位。根据复位后骨折稳定与否、伤口污染程度选择合适的固定方法。

2.缝合肌肉:肌腱、肌肉断裂可用褥式缝合,并缝合其筋膜。肌腱缝合要求对合良好,吻合口平滑。双十字缝合简单有效。

3.修复血管:影响肢体远端血供的动、静脉损伤,应立即重建血供。如缺损较多,直接缝合时张力较大或无法直接缝合,可用自体静脉倒流或人造血管修复。

4.修复神经:如有条件应一期修复,否则,两端标记后二期修复。

5.关闭切口:若皮肤缺损小,可直接缝合,若张力较大,可减张缝合;若皮肤大片缺损,污染程度较轻,可在其他肢体取中厚皮瓣植皮或利用撕脱的皮肤去除皮下脂肪,剪成中厚皮片植皮覆盖创面;若伤口污染严重,不宜一期缝合,应以凡士林、生理盐水或抗生素湿敷换药,待创面肉芽组织新鲜后植皮消灭创面。若皮肤缺损合并软组织缺如,骨骼、肌腱、血管、神经等重要组织外露,应作局部组织皮瓣转位或游离移植覆盖创面。

6.术后应用抗生素,并肌注破伤风抗毒素。

Ⅱ.静脉切开术

1.术前必须检查静脉本身有无异常,注射针头及塑料管是否通畅,输液装置连接是否牢靠。

(1)先准备好静脉滴注装置,并注入等渗生理盐水。

(2)将兔麻醉后绑扎固定,在一侧后腿根部的腹面剃毛,消毒,铺巾。

(3)在后腿根部的腹面扪摸股动脉搏动,沿其内缘作 2~4cm 切口。

(4)左手持有齿镊提起一侧切口皮肤,右手持蚊式血管钳分离皮下组织。在股动脉内侧寻找股静脉,用蚊式血管钳钝性分离股静脉,游离出长约 1.5cm 的一段股静脉(图 1-13-1A)。

(5)用血管钳在静脉下方穿出、引出两根结扎线。

(6)结扎静脉远心端,暂不剪断结扎线以作牵引。选择合适的塑料管,尖端剪成斜面(图 1-13-1B)。

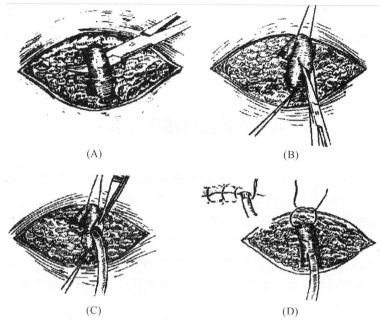

图 1-13-1

2.与输液装置连接并注满生理盐水

用眼科剪在两线间剪开一斜行小口,将塑料管向近心端插入约 3cm(图 1-13-1C),观察液体滴入通畅后结扎近端丝线,防止漏液及插管滑脱。剪断两结扎线。

(1)消毒切口,缝合皮肤,可靠固定插管(图 1-13-1D)。

(2)用消毒纱布覆盖伤口。

(3)输液结束后剪去固定缝线,拔除插管,伤口压迫 2～3min,防止出血。重新覆盖伤口。

实验十四　肠端端吻合术和胃肠穿孔修补术

【目的与要求】

1.在离体动物肠上学习肠端端吻合术的基本操作方法。

2.熟悉胃肠道的间断全层内翻缝合和浆肌层内翻缝合。

3.训练无菌操作技术。

4.训练手术基本操作。

5.练习开腹与关腹的常规步骤与方法。

6.熟悉胃肠穿孔修补的基本原则和方法。

【器械】
　　动物肠、手套、组织剪、线剪、持针钳、肠钳、小圆针、1号丝线、血管钳、手术镊、拉钩、缝针、纱布。

Ⅰ. 离体肠端端吻合术

　　1. 以两把无损伤肠钳距断端 4cm 处夹持两离体动物肠,靠拢肠钳使两端断对齐。肠钳夹持小肠时方向应一致,并使小肠肠系膜缘对肠系膜缘,勿使肠扭转。

　　2. 肠吻合有多种缝合方式,不同缝合方式的区别主要在于缝合层次的不同,但它们共同的要求是吻合处肠壁内翻与浆膜对合,防止肠黏膜外翻而影响愈合。以下介绍的两层缝合法,内层采用全层间断内翻缝合,外层采用浆肌层间断内翻缝合。

　　3. 于肠系膜缘和系膜对侧缘距肠切缘 0.5cm 处各缝一针穿过肠管浆肌层,两端对合缝合暂不打结,作为牵引线(图 1-14-1A)

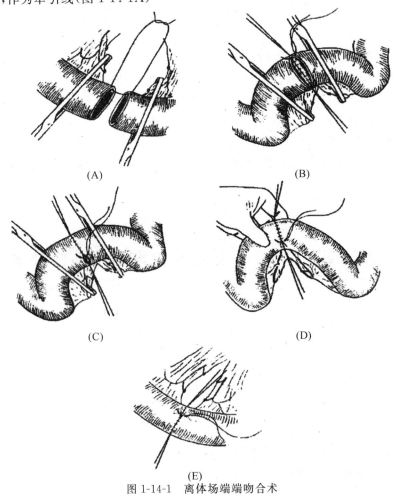

(A)　　　　　　　　　　　　(B)

(C)　　　　　　　　　　　　(D)

(E)

图 1-14-1　离体场端端吻合术

4.先行后壁全层间断内翻缝合,自一端肠管黏膜进针,浆膜面出针,再从另一端肠管浆膜进针,黏膜面出针,结打在肠腔内面。浆膜面进针点距离切缘0.3cm,黏膜面稍靠近切缘,使黏膜面对拢而浆膜面内翻,利于肠管愈合。自上而下依次作间断内翻缝合,两针之间针距为0.3～0.5cm。全层缝合时缝合层次应确实,切勿漏缝某一层次(图1-14-1B)。

5.完成后壁全层缝合后,继续做前壁全层间断缝合。从一端肠管前壁的浆膜面进针,黏膜面出针,再从另一端肠管前壁的黏膜面进针,浆膜面出针,结打在肠腔外面(图1-14-1C)。亦可从一端肠管黏膜面进针,浆膜面出针,再从另一端肠管浆膜面进针,黏膜面出针,结打在肠腔内面。每缝一针就剪线,再缝下一针打结便可将上一针线结包在肠腔里面。

6.再行前壁浆肌层间断内翻缝合(图1-14-1D)和后壁浆肌层间断垂直褥式内翻缝合(垂直褥式内翻,Lembert缝合,图1-14-1E)。

7.松开肠钳,去除牵引线,剪去缝线。

8.全部缝完后剪去缝线,检查缝合是否严密均匀,有欠严密处加针使之牢靠。检查吻合口是否通畅,吻合口大小以能通过拇指末节为宜。

Ⅱ.胃肠穿孔修补术

1.麻醉成功后将动物仰卧固定于手术台上,固定四肢,剪去腹部的毛后常规消毒铺巾。

2.作上腹部正中切口约12cm。暴露腹白线。在腹白线上用手术刀切一小口,用组织剪沿腹白线向上下延伸剪开使之与皮肤切口等长。

3.显露腹膜。沿横轴线相对夹起腹膜,确定没有内脏被夹起后用手术刀切一小口,用组织剪向上下延长腹膜切口,注意勿伤及内脏组织。

4.用拉钩向两侧拉开腹壁暴露手术野,于上腹找到胃后将胃体提出腹腔外,并用肠钳夹持固定部分胃前壁,用纱布垫盖其周围组织,防止切开胃壁时胃内容物流入腹腔或切口造成感染。

5.用手术刀在胃前壁中央作一长约1cm的切口,用蚊式血管钳钳夹来自胃黏膜下的出血点,逐个结扎止血。

6.擦净胃壁切口处的胃内容物,以75％酒精棉球消毒胃壁切口。

7.修补:先用丝线作纵向的间断全层对合缝合(缝线方向与胃长轴平行,图1-14-2A、B),封闭胃壁伤口,针距约为0.3～0.5cm。再用丝线用同样方法行浆肌层缝合。如有必要,可用大网膜覆盖穿孔处(图1-14-2C)。如穿孔较大而无法缝合,可用大网膜填堵穿孔处(图1-14-2D)。

8.放开肠钳,撤除纱布垫,检查无活动性出血,将胃还纳入腹腔。

9.清点器械无误,用粗丝线连续缝合腹膜,单纯间断缝合腹白线,细丝线间断缝合皮肤,覆以无菌纱布,手术结束。

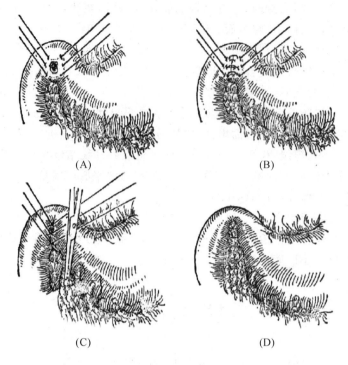

图 1-14-2 胃肠穿孔修补术

实验十五 兔蚓突切除术

【目的与要求】

　　1. 强化训练无菌操作。

　　2. 学习开腹和关腹的手术操作方法。

　　3. 熟练切开、止血、结扎、缝合和学会荷包缝合。

　　4. 通过动物蚓突切除了解人阑尾切除的步骤。

【器械】

　　卵圆钳、布巾钳、手术刀、组织剪、镊子、拉钩、血管钳、组织钳、持针器、丝线、纱布、消毒巾。

　　1. 麻醉成功后将动物仰卧固定于手术台上,固定四肢,剪去腹部的毛后常规消毒铺巾。

　　2. 作右上腹直肌切口切开皮肤、皮下组织,显露腹直肌,出血点分别钳夹后用丝线结扎止血,切口两侧垫好消毒巾护皮并用布巾钳固定,避免污染。于切口中点处相对夹持两把血管钳,剪开腹直肌,并向上下延长直至与皮肤切口等长,暴露腹膜(图 1-15-1A)。

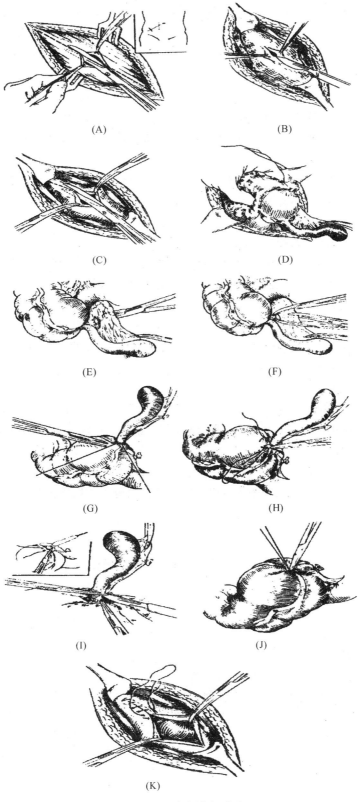

(A)　　　　　　　　　　　　(B)

(C)　　　　　　　　　　　　(D)

(E)　　　　　　　　　　　　(F)

(G)　　　　　　　　　　　　(H)

(I)　　　　　　　　　　　　(J)

(K)

图 1-15-1　兔蚓突切除术

3.沿横轴线相对夹起腹膜,确定没有内脏被夹起后用手术刀切一小口(图 1-15-1B),用组织剪向上下延长腹膜切口(图 1-15-1C),注意勿伤及内脏组织。切开腹膜时,可用长镊子或左手示指和中指插入腹腔,沿切口方向将内脏向深面推挤,避免损伤。

4.护皮:将两侧护皮巾边缘沿切缘向腹腔内返折,以避免腹腔内的液休污染皮下组织导致切口感染。

5.显露盲肠:用拉钩将右侧腹壁切缘拉向右侧,暴露右上腹寻找蚓突。其位于右上腹偏中,回肠与结肠的交界处,长约 10 cm,藉系膜与回肠相连,近端与结肠相连,远端为盲端,呈粉红色。

6.分离和结扎蚓突系膜和血管:找到蚓突后用组织钳夹住蚓突系膜,提起蚓突,充分暴露整个蚓突及周围的结构,周围用盐水纱布垫好保护组织(图 1-15-1D),从蚓突系膜缘远端开始用弯血管钳分次穿破、钳夹、切断和结扎系膜(图 1-15-1E、1-15-1F)。分离系膜时应尽量靠近蚓突,避免损伤回肠的血运。

7.结扎蚓突及荷包缝合:于蚓突根部先用直血管钳轻轻钳夹挤压,再用 7 号丝线在压痕处结扎(图 1-15-1G),用蚊式血管钳夹住线结后剪去多余的线尾。在缝线近端 0.5～1.0 cm处用丝线环绕蚓突作浆肌层的荷包缝合(图 1-15-1H)。

8.切除蚓突:在缚线远侧 0.3～0.5 cm 处用血管钳夹蚓突,紧贴血管钳用手术刀切除蚓突,残端依次用棉签蘸纯石炭酸、75％酒精、生理盐水涂擦消毒和破坏残端黏膜(图 1-15-1I),以防止术后因黏膜继续分泌液体而形成囊肿(注意:石炭酸涂于残端黏膜,切勿溅到他处引起组织坏死)。

9.埋入残端:术者一手将夹持蚓突缚线线结的血管钳向内推进,另一手用长镊子将残端埋入荷包内,助手边提线尾边收紧荷包口,结扎荷包缝合(图 1-15-1J),必要时可加用缝浆肌层"8"字缝合以加固荷包缝合。

10.取出腹腔内手术用物,检查腹腔内无活动性出血,清点器械无误,用 4 号丝线连续缝合腹膜及肌层(图 1-15-1K),1 号丝线间断缝合皮肤,消毒并盖以无菌敷料,手术结束。

实验十六　胃切除、胃空肠吻合术

【目的与要求】
　　1.掌握胃切除、结肠后胃空肠吻合术(Billroth Ⅱ法)的步骤。
　　2.掌握开腹术、关腹术的手术步骤和所经层次。

Ⅰ.胃切除、结肠后胃空肠吻合术
（Billroth Ⅱ法、Hofmeister 法）

【适应证】

1.胃十二指肠溃疡或胃癌,凡不能用 Billroth Ⅰ法者,应首选此手术。

2.胆道及十二指肠疾病。如胆道十二指肠吻合术后反复逆行感染,或十二指肠憩室不能做内翻及切除,需行转流术者。

【操作步骤】

1.切口、探查、游离十二指肠:与 Billroth Ⅰ法相同。

2.切断十二指肠:于十二指肠拟切断处的幽门侧置十二指肠钳。然后,边切断十二指肠,边用小圆针 1 号丝线作全层结节缝合,将其完全闭锁。幽门端包以干纱布,以防污染腹腔。将胃翻向左上方。于十二指肠上、下角各作一浆肌层半烟包缝合,分别埋入两角,结扎烟包缝线。两角间补加浆肌层结节缝合,必要时,再将十二指肠断端前壁与胰腺被膜行浆肌层结节缝合,或用大网膜覆盖固定,以防残端瘘。

3.切断胃小弯:胃小弯侧的切断及闭锁与 Billroth Ⅰ法相同。胃大弯侧保留 5～6cm,以备吻合,但胃的拟切断线要与胃纵轴呈直角或与脊柱呈 45°角。

4.结肠后胃空肠吻合:将横结肠提起,在中结肠动脉的左侧,将系膜由上向下剪开 5～6cm。在横结肠系膜根部,脊柱的左侧,找到十二指肠空肠曲。在距十二指肠空肠曲 6～8cm 的空肠系膜对侧缝一支持线,作为近侧空肠的标记。经横结肠系膜裂孔,将有标记的空肠提到横结肠系膜上方,以备吻合。将横结肠系膜裂孔的左缘与距吻合口 2cm 处的胃后壁行浆肌层结节缝合,针距约 1.5cm。然后,使空肠近端(标记线处)对胃小弯,远端对胃大弯,用小圆针 1 号丝线作后壁浆肌层结节缝合。距此列缝线约 0.6cm 切开胃后壁浆肌层,行黏膜下缝合结扎止血,然后行胃前壁黏膜下缝合结扎止血。用肠钳夹持空肠。于吻合口后方填以干纱布,以预防腹腔感染。距后壁缝合线 0.5cm 切开空肠,在紧靠胃黏膜缝合结扎线的外侧剪开胃后壁黏膜层。因肠壁较胃壁稍松弛,故空肠切口应略小于胃切口。用 2% 红汞及生理盐水棉球清擦吻合口处。以 00 号铬制肠线由小弯向大弯行后壁全层连续缝合。注意:此缝针不应超越浆肌层缝线。缝至大弯侧时,于靠近黏膜下缝合结扎线的外侧切断胃前壁黏膜层,移除胃体,将胃管由吻合口送入远端空肠 10～15cm,再行前壁全层连续内翻缝合,至小弯侧两线尾相遇,结扎于吻合口内。除去肠钳。

手术人员更换手套及污染的器械后,行前壁浆肌层结节缝合。吻合口上角补加一个烟包缝合。将吻合口拉至横结肠系膜裂孔下方,将系膜裂孔右侧缘与距吻合口 2cm 的胃前壁浆肌层作结节缝合。吻合口的宽度应在 2～3 横指,输入及输出口通过拇指即可。最后,逐层缝合腹壁各层。

【术中注意事项】

1.防止副损伤:如十二指肠后壁病变与胆总管、门静脉及肝总动脉等形成粘连,此时,不应勉强分离或切除病变。有时胃小弯侧病变使小网膜增厚、短缩,并与周围粘连,并使胆总管、门静脉及肝动脉向前方变位,故在处理增厚的小网膜时,应细致地行小集束游离和结扎。

于十二指肠后壁进行剥离时,勿损伤胰腺,尤其在缝合结扎止血时,不要过深地进针,以免将变位的副胰管或胆总管缝合结扎。十二指肠与胰头间有胃十二指肠动脉通过,缝合十二指肠断端后壁时,也应注意勿进针过深,以免刺破血管,引起出血。剥离胃幽门部与横结肠系膜的粘连时,有可能损伤中结肠动脉,故应看清后再剪开组织。

2.处理十二指肠断端:游离十二指肠断端不宜过长,一般约 2cm 即可,并应适当地保留系膜断缘处的小血管,断端血运不佳,可影响愈合。在切断十二指肠时,应注意保留足够的后壁,不应短于 1.5cm。如后壁过短,则不易使断端的两角埋入烟包的缝线内。十二指肠断端行全层缝合时,缝线距断缘勿过远,以 0.2cm 左右为宜。

在上下两角行烟包缝合时,两个烟包缝合的大小应保持均等。两缝线距角顶端各约 0.7cm 为宜,如距离过近,则不能顺利埋入。将胰腺被膜与十二指肠前壁浆肌层缝合,或用大网膜缝合固定,均可加固断端。

十二指肠断端有明显瘢痕、水肿或游离过短(不足 1cm),断端的处理常不能满意,且易形成断端瘘。此时,可用剪有侧孔的 F16～18 号导尿管,向断端内插入 6～7cm。然后,作浆肌层结节内翻缝合。为了加固,可同时将大网膜包绕于断端处。导尿管由腹壁另切小口引至腹外。术后接引流瓶,2 周后拔除,可预防断端瘘。

3.胃肠吻合:要正确辨认十二指肠空肠曲。吻合完成后,输入段空肠松紧度应适宜,若输入段空肠过松,易造成输入口处屈曲,若输入段空肠过紧,易牵拉输入口。吻合时勿使缝针距切缘过远,以免吻合口边缘内翻过多,造成吻合口狭窄,尤其在输入口及输出口处,更应注意。

4.横结肠系膜裂孔的处理:剪开的横结肠系膜裂孔应稍大于胃肠吻合口处的周径,如裂孔过小,固定后易压迫吻合口,影响食物通过。缝合固定时,针距应为 1.5cm,如针距过大,肠管可经此裂隙进入,引起内疝。缝合固定必须确实可靠,以免滑脱,造成吻合口附近空肠梗阻。

Ⅱ.胃切除、结肠前胃空肠吻合术
(Billroth Ⅱ法、Moynihan 法)

【适应证】

术式选择与 Hofmeister 法基本相同。如横结肠系膜有先天性短缩、中结肠动脉弓过小或横结肠系膜因炎症粘连短缩者,采用此手术。

【操作步骤】

其手术步骤与 Hofmeister 法基本相同,不同点如下:

1.胃的切断线与脊柱交角应呈 90°角,较 Hofmeister 法为大,以使吻合完成后输入口不低于输出口。

2.胃空肠吻合口距十二指肠空肠曲的距离应在 10～12cm,或再稍短一些,比 Hofmeister 法为长。

3.结肠前胃空肠吻合与结肠后胃空肠吻合时的肠蠕动方向恰好相反,即近侧空肠对胃大弯,远侧空肠对胃小弯。

4.胃空肠吻合完成后,应将空肠系膜与结肠系膜做结节缝合,以闭锁两者间存在的间隙,防止发生内疝。

【术中注意事项】

术中注意事项基本上与 Hofmeister 法相同。

此外,为使十二指肠内的胆汁、胰液等顺利流入胃内,在不使吻合口有张力的情况下,应尽量使吻合口靠近空肠近端。为达此目的,可将横结肠推向右侧,在靠近横结肠脾曲处提起空肠行胃空肠吻合。

实验十七 盆腔及手足示教标本观察

【目的与要求】

1.掌握盆腔的各种重要结构的解剖。

2.掌握男女生殖系统的各种重要结构的解剖。

3.掌握手足部的各种重要结构的解剖。

一、盆腔示教标本观察

1.男、女性盆壁标本

(1)盆壁肌和盆底肌:①闭孔内肌:位于闭孔膜内面。②梨状肌:穿坐骨大孔。③肛提肌:左右联合成漏斗状,中央有肛管穿过。④尾骨肌:位于肛提肌后方,骶结节韧带上面。

(2)盆壁与盆底筋膜:①骶前筋膜:位于骶骨前面。②梨状肌筋膜:位于梨状肌表面。③闭孔内肌筋膜:位于闭孔内肌表面,在耻骨联合与坐骨棘间增厚形成肛提肌腱弓。④盆膈上、下筋膜:位于尾骨肌和肛提肌的上、下面。

(3)动脉:①髂内动脉:壁支有髂腰动脉,骶外侧动脉,臀上、下动脉,闭孔动脉,脏支有阴部内动脉、子宫动脉(女性标本)、输精管动脉(男性标本),直肠下动脉,膀胱上、下动脉。②直肠上动脉:始于肠系膜下动脉。③骶正中动脉:从主动脉腹部分权处下降。

(4)静脉:与动脉同名伴行。

2.男、女性带腹膜的整盆标本

(1)男性:腹前壁的腹膜下降入骨盆覆盖膀胱上面和后面上份,继而经精囊和输精管壶腹上方达直肠,返折向上经直肠中部前面及上部前面和侧面,然后与腹后壁腹膜相延续,膀胱上面的腹膜向两侧移行为盆侧壁腹膜。直肠与膀胱间形成直肠膀胱陷凹,凹两侧有直肠膀胱襞。

(2)女性:腹前壁的腹膜下降入盆,覆盖膀胱的上面,返折至子宫体前面形成膀胱子宫陷凹后,绕子宫底至子宫体,颈后面和阴道后穹上面再转折至直肠,覆盖直肠中部前面,上部前面和侧面形成直肠子宫陷凹(Douglus 腔),然后向上与腹后壁腹膜延续。

Douglus 腔两侧为直肠子宫襞,子宫前、后壁腹膜向两侧延伸而形成子宫阔韧带。

3.男、女性盆部正中矢状切面标本

(1)脏器配布:前为膀胱,后为直肠,中间为输精管壶腹和精囊(男性标本)或子宫、输卵管和卵巢(女性标本)。

(2)筋膜间隙:①耻骨后隙;②骨盆直肠隙;③直肠后隙。

(3)膀胱:①位置:盆腔的前部。②毗邻:前方为耻骨联合。后方,男性为直肠、输精管壶腹和精囊,女性为子宫颈和阴道。下外侧邻肛提肌与闭孔内肌。上面,男邻肠襻,女为子宫底。下方,男为前列腺,女为尿生殖膈。③动脉:膀胱上、下动脉。

(4)直肠:①位置:盆腔后部。②毗邻:前方,男为膀胱、输精管壶腹、精囊、前列腺,女为子宫颈与阴道后穹。后方为骶、尾骨。两侧为盆丛和直肠血管等。③血管:直肠上、下动脉。④外形与内部结构:骶曲和会阴曲,上、中、下直肠横襞。

(5)子宫(女性标本):①位置:盆腔中央,底在耻骨联合以下,颈在坐骨棘以上,轻度前倾前屈。②毗邻:前为膀胱,后为直肠,上方有肠襻,下方穿尿生殖隔接阴道,两侧为阔韧带和子宫附件等。③观察子宫动脉。④观察子宫外形。

(6)子宫附件:位置、形态与固定装置的观察。

(7)阴道:位置、毗邻、阴道穹的观察。

(8)前列腺:位置和毗邻的观察。

4.女性盆部水平切面标本

(1)脏器的配布。

(2)子宫的韧带:子宫主韧带、子宫骶韧带、耻骨子宫韧带。

(3)筋膜间隙:直肠后隙、骨盆直肠隙、耻骨后隙。

5.男、女性盆腔经膀胱冠状切面标本

(1)盆腹膜。

(2)盆筋膜:①盆壁筋膜。②盆膈筋膜。③盆脏筋膜。

6.膀胱与男性生殖器游离标本

(1)膀胱:①外形。②内部结构。

(2)前列腺、精囊和输精管壶腹的形态。

7.女性生殖器游离标本

(1)子宫:①外形。②子宫腔。

(2)输卵管:形态和分部。

(3)卵巢:形态。

(4)阴道:阴道穹。

二、手足示教标本观察

1.手掌标本

(1)掌短肌:位于小鱼际近侧部的浅筋膜内。

(2)掌腱膜:三角形,近端与掌长肌腱连续,远侧分成4束,附着于第2～5指。将掌短肌翻向内侧,掌腱膜翻向远侧。

(3)屈肌支持带:在手掌近侧部,越过浅面的结构从尺侧到桡侧是尺神经、尺血管、掌长肌腱和正中神经掌支。

（4）腕管：在屈肌支持带后方拇长屈肌腱通过腕管的外侧部，指浅、深屈肌腱通过其内侧部，正中神经位于拇长屈肌腱前内方，肌腱有滑膜鞘包裹。

（5）内、外侧肌间隔和掌中隔：从掌腱膜内、外侧缘发出，伸向深部，分别附着于第 1、3 和 5 掌骨。

（6）掌浅弓：发出分布到小指尺侧的指掌侧固有动脉和三支指掌侧总动脉，后者在掌指关节附近分为指掌侧固有动脉。

（7）正中神经：从屈肌支持带远侧缘显露后立即分支，返支向近侧返入鱼际肌，三支指掌侧总神经达掌指关节附近分为指掌侧固有神经。

（8）尺神经浅支：在掌短肌深面。

（9）指浅、深屈肌腱：在上述血管神经深面。

（10）蚓状肌：起自指深屈肌腱桡侧。

（11）掌中间隙：位于第 3～5 屈指肌腱和第 2～4 蚓状肌深面。

（12）鱼际间隙：在示指屈肌腱和第 1 蚓状肌深面。

2. 掌深弓和尺神经深支标本

（1）掌深弓：桡动脉终支穿拇收肌后向内侧横过骨间肌近端，与尺动脉掌深支吻合成弓，由弓发出三支掌心动脉。

（2）尺神经深支：横行于掌深弓的近侧或远侧。

3. 手背标本

（1）浅层结构：①手背静脉网。网的内、外侧分别与小指和拇指的静脉合成贵要静脉和头静脉的起始端。②尺神经手背支：分支分布于手背尺侧半。③桡神经浅支：分支分布于手背桡侧半。

（2）深层结构：①伸肌支持带：位于腕背，宽约 2～3cm。②腕背肌腱及腱滑膜鞘，通过伸肌支持带深面，从外向内有 6 个腱鞘：拇长展肌和拇短伸肌腱鞘，桡侧腕长、短伸肌腱鞘，拇长伸肌腱鞘、指伸肌与示指伸肌腱鞘、指伸肌腱鞘、尺侧腕伸肌腱鞘，各鞘超过支持带近侧缘和远侧缘约 2.5cm。③“鼻烟壶”，桡侧界为拇长屈肌腱和拇短伸肌腱，尺侧界为拇长伸肌腱，桡动脉通过窝底。④手背腱膜：由深筋膜浅层与伸指肌腱结合而成，第 2～5 指肌腱由斜行束相连，称腱间结合。

4. 手指腱鞘标本

（1）腱纤维鞘：纤维分环状部和交叉部，关节处薄弱。

（2）滑膜鞘壁层：纵切纤维鞘，其内面贴附的便是此层。

（3）滑膜鞘脏层：显露的肌腱表面便是脏层。

（4）提起肌腱，连于腱背侧的细束称腱纽。

（5）拇指和小指腱滑膜鞘分别与桡侧囊和尺侧囊连通，第 2～4 指腱鞘从远节指骨底延伸到掌指关节近侧。

5. 踝前区与足背浅层结构标本

（1）足背静脉弓：静脉弓横于足背远侧，此弓内、外侧端向后沿足两侧缘分别与大、小隐静脉相续。

（2）大隐静脉：沿足的内侧缘向后经内踝前方至小腿内侧上行。

（3）小隐静脉：沿足的外侧缘向后经外踝后方至小腿后面上行。

（4）足背皮神经：从内侧至外侧为隐神经，足背内侧、中间、外侧皮神经。第 1 趾蹼及第 1、2 趾相对缘的皮肤为腓深神经的皮支支配。

6.踝前区与足背深层结构标本

（1）伸肌上支持带：位于踝关节稍上方，横向附着于胫、腓骨前缘。

（2）伸肌下支持带：位于伸肌上支持带远侧的足背区，呈横置的"Y"形，外侧束附着于跟骨外侧面，内侧束上支附于内踝、下支连足底腱膜。

（3）踝前骨纤维管：有三个，位踝前区，外侧管内为胫骨前肌腱，中间管为踇长伸肌腱、足背血管及腓深神经。外侧管内为趾伸肌腱及第 3 腓骨肌腱，诸肌腱均有腱鞘包绕。

（4）足背动脉：平内、外踝连线中点处为胫前动脉的延续，向下行至踇短伸肌内侧及深面，达第 1 跖骨间隙分为足底深支第 1 跖背动脉两终支，至第 1、2 趾相对缘的背面。

7.踝后区深层结构标本

（1）屈肌支持带：位于内踝下方与跟骨内侧面之间，与内踝、跟骨内侧面之间共同构成踝管。

（2）踝管：踝管内分隔成四个骨纤维性管，从前至后分别容纳胫骨后肌腱、趾长屈肌腱、胫后血管及胫神经、踇长屈肌腱，上述各肌腱均被有腱鞘。

（3）腓骨肌上支持带位于踝关节的外侧面，附着于外踝与跟骨之间，下支持带位于跟骨外侧前上方续于伸肌下支持带，后下方附着于跟骨前部的外侧面。

8.足底深层结构标本

（1）足底腱膜，呈三角形，其尖向后附着于跟骨结节，两侧缘向深部发出两个肌腱分别附着于第 1、5 跖骨，将足底分为三个骨筋膜鞘，即内侧、中间、外侧骨筋膜。

（2）内侧骨筋膜鞘容纳踇展肌、踇短屈肌及有关血管、神经等。

（3）中间骨筋膜鞘内容纳趾短屈肌、足底肌、踇收肌、趾长屈肌腱及有关血管、神经等。

（4）外侧骨筋膜鞘容纳小趾展肌、小趾短屈肌及有关血管、神经等。

（5）足底内侧血管和神经：位于长展肌与短屈肌之间的足底内侧沟中。

（6）足底外侧血管和神经：位于趾短屈肌与小趾展肌之间的足底外侧沟中。

第二篇　局部解剖学学习指南

第一章　头　部

头部分部：以眶上缘、颧弓、外耳门上缘和乳突的连线为界分为面部和颅部。

第一节　面部浅层结构

1. 皮肤：薄而柔软，富于弹性，含有较多的皮脂腺、汗腺、毛囊。

2. 浅筋膜：由疏松结缔组织构成，内有面肌、血管、神经和肋腺管等。

3. 面肌（表情肌）

概述：属于皮肌，起自面颅诸骨或筋膜，止于皮肤，收缩时牵动皮肤，使面部呈现各种表情。面肌受面神经支配，面神经损伤可出现面瘫。

分部
- 眼周围肌：眼轮匝肌。
- 鼻周围肌：鼻肌。
- 口周围肌
  - 浅层：口轮匝肌、提上唇肌、颧肌、笑肌、降口角肌。
  - 中层：提口角肌、降下唇肌。
  - 深层：颊肌、颏肌。

4. 血管
- 面动脉：分布于面部浅层。
- 面静脉：与面动脉伴行，缺少静脉瓣，经眼静脉与海绵窦交通，还经面深静脉和翼丛等与海绵窦交通，血管受挤压可导致静脉血逆流。

面部"危险三角"：鼻根至两侧口角连线所形成的三角区。

5. 淋巴：面浅层的淋巴管非常丰富，吻合成网，通常均注入下颌下淋巴结和颏下淋巴结。

6. 神经
- 三叉神经：管理面部感觉。
- 面神经：支配面肌运动。

(1)三叉神经三大分支及其主要皮支见表2-1-1。

表 2-1-1 三叉神经三大分支及其主要皮支

三大分支	皮支	穿面颅的孔	分布
眼神经	眶上神经	眶上切迹或孔	额部皮肤
上颌神经	眶下神经	眶下孔	下睑、鼻翼及上唇的皮肤和黏膜
下颌神经	颏神经	颏孔	颊部、下唇的皮肤和黏膜

（2）面神经

走行：由茎乳孔出颅，向前进入腮腺分为上、下两干，干再分支交织成丛，最后呈扇形，分为 5 组分支，由腮腺穿出，支配面肌。

分支 {
 颞支：自腮腺上缘穿出→额肌、眼轮匝肌上部。
 颧支：自腮腺前缘穿出→眼轮匝肌下部、上唇诸肌。
 颊支
  分支 {
   上颊支：平行于腮腺管上方（屏间切迹至鼻翼下缘连线）。
   下颊支：位于腮腺管下方（口角平面或稍上方）。
  }
  分布：自腮腺前缘穿出支配颊肌、口周围诸肌。
 下颌缘支：自腮腺下端穿出沿下颌骨下缘前行→颏肌、下唇诸肌。
 颈支：自腮腺下端穿出在下颌角附近至颈部→颈阔肌。
}

第二节 面侧区

范围：位于颧弓、鼻唇沟、下颌骨下缘与胸锁乳突肌上份前缘之间的区域。

一、腮腺咬肌区

范围：指腮腺和咬肌所在的下颌支外面和下颌后窝。

内容：腮腺、咬肌以及有关的血管神经等。

1. 腮腺的位置：外耳道前下方。

形态：大致呈锥体形，底向外侧，尖向内侧突向咽旁。

分部：以下颌支的后缘或以穿过腮腺的面神经丛为界，分浅、深两部。

毗邻 {
 上缘：邻颧弓、外耳道、下颌关节。
 下端：平下颌角。
 前部：邻咬肌、下颌支和翼内肌后缘，浅部向前覆盖咬肌后份的浅面。
 后部：邻乳突前缘、胸锁乳突肌前缘上份。
 深面：茎突诸肌，颈内动、静脉，末四对脑神经。
}

腮腺床：指紧贴腮腺深面的茎突诸肌，颈内动、静脉，末四对脑神经等结构。

腮腺咬肌筋膜：来自颈深筋膜的浅层，包绕腮腺形成腮腺鞘。两层在腮腺前缘合为一层，覆盖咬肌表面，称为咬肌筋膜。

腮腺管：自腮腺浅部前缘发出，在颧弓下方一横指处越过咬肌表面，穿过颊肌，开口于与上颌第二磨牙相对处的颊黏膜上的腮腺管乳头。

2.穿经腮腺的结构

纵行结构:颈外动脉,颞浅动、静脉,下颌后静脉及耳颞神经。

横行结构:上颌动、静脉,面横动、静脉,面神经。

由浅入深
- 面神经,走行:出茎乳孔,在颅外行程中因穿经腮腺而分为 3 段。
  - 第 1 段(腮腺前段):是面神经出茎乳孔至腮腺的一段,位于乳突与外耳道之间的切迹内。
  - 第 2 段(腮腺内段):面神经干在腮腺内通常分为上、下两干,再分支彼此交织成面神经丛,最后形成 5 组分支。
  - 第 3 段(腮腺后段):5 组分支由腮腺浅部穿出,呈扇形分布,支配面肌运动。
- 下颌后静脉及其属支
  - 颞浅静脉及面横静脉。
  - 上颌静脉。
- 颈外动脉及其分支
  - 颞浅动脉及面横动脉。
  - 上颌动脉。
- 耳颞神经。
- 咬肌:位于下颌支的外面,腮腺浅部的深面。

二、面侧深区

位置:位于颅底的下方,口腔及咽的外侧,即颞下窝范围。

境界
- 顶:蝶骨大翼的颞下面。
- 底:平下颌骨下缘。
- 四壁
  - 前壁:上颌骨体的后面。
  - 后壁:腮腺深部。
  - 外侧壁:下颌支。
  - 内侧壁:翼突外侧板及咽侧壁。

咀嚼肌:翼内肌、翼外肌。

上颌动脉
- 第1段
  - 位置:起点至翼外肌下缘。
  - 分支:下牙槽动脉、脑膜中动脉。
- 第2段
  - 位置:位于翼外肌浅面或深面。
  - 分支:咀嚼肌支、颊动脉。
- 第3段
  - 位置:位于翼腭窝内。
  - 分支:上牙槽后动脉、眶下动脉。

翼丛
- 位置:位于颞下窝内,翼内、外肌与颞肌之间的静脉丛。
- 收纳静脉与回流:收纳与上颌动脉分支的伴行静脉,最后汇合成上颌静脉,回流至下后静脉。
- 交通
  - 通过面深静脉与面静脉交通。
  - 经眼下静脉、卵圆孔网及破裂孔导血管与海绵窦交通。

内容

下颌神经
- 走行:自卵圆孔出颅进入颞下窝,位于翼外肌深面。
- 分支
  - 运动支:支配咀嚼肌运动(翼内、外肌,颞肌,咬肌)。
  - 感觉支
    - 颊神经。
    - 耳颞神经。
    - 舌神经。
    - 下牙槽神经。

三、面侧区的间隙

1. 咬肌间隙

位置:位于下颌支与咬肌之间。

临床意义:牙源性感染可扩散至此间隙。

2. 翼下颌间隙

位置:位于下颌支与翼内肌之间。

内容:有疏松结缔组织、舌神经、下牙槽神经、血管等。

临床意义
- 下牙槽神经阻滞麻醉,麻药注入此间隙内。
- 牙源性感染可累及此间隙。

3. 舌下间隙

位置:位于下颌体的内侧,口底黏膜与下颌舌骨肌之间。

内容:舌下腺、下颌下腺的深部及腺管、下颌下神经节、舌神经、舌下神经及舌下血管。

四、翼外肌周围结构

翼外肌
- 起点:蝶骨大翼的颞下面及翼突外侧板。
- 止点:下颌颈的翼肌凹。

邻近结构：
- 上缘：颞深前、后血管神经。
- 下方：有翼内肌以及翼内肌外侧从前向后的舌神经、下牙槽神经。
- 浅面：上颌动脉及其分支。
- 深面：脑膜中动脉、下颌神经干及其分支、耳颞神经、鼓索。
- 两头之间：颊神经穿出。
- 周围：有翼丛。

ZHI SHI TUO ZHAN

知识拓展

一、面神经麻痹(面瘫)

面神经麻痹多由于颞骨岩部面神经管内的面神经发炎所致。发炎时，导致面神经轻度肿胀，也会使面神经纤维受到损伤性压迫。一些学者认为，突发的面神经损伤是由于寒冷刺激引起供血的血管收缩缺血所致。临床上出现的一侧面部运动障碍是该侧面神经支配的面肌的功能丧失。面肌数量较多，其随意运动可以做出各种表情，因此，面肌又称为表情肌。

一侧大面积面肌瘫痪多是面神经干受损所致。额肌收缩可使额部产生额纹、举眉。颊肌可维持颊部的张力和防止食物进入齿颊之间，还可防止颊黏膜在咀嚼时被牙咬伤。颊肌瘫痪后这些功能都会丧失。口轮匝肌的整体或部分收缩可使唇前突、噘嘴或拉唇贴近牙齿。许多小的面肌功能障碍也可导致微笑和大笑等表情消失，这些小面肌包括颧肌、笑肌、鼻肌和提上唇肌等，它们都止于皮肤。上述面肌瘫痪后由于对侧面肌功能完好，所以患者在微笑时口唇被拉向左上方。由于上睑提肌是由未受损的动眼神经支配，因面神经麻痹后眼轮匝肌不能收缩，因此患者即使在睡眠时其该侧眼裂也不能闭合。鼓索在面神经出茎乳孔上方约 6mm 处发出，向前上行进入鼓室，继而穿岩鼓裂出鼓室入颞下窝，行向前下并入三叉神经的分支(舌神经)中，并随其分布。鼓索含有味觉和副交感两种纤维，其中味觉纤维随舌神经分布于舌前 2/3 的味蕾，传导味觉冲动。若有味觉障碍，面神经损伤的部位应是在发出鼓索支之前的面神经管内。

二、三叉神经痛

三叉神经痛为三叉神经一支或多支感觉分布区的阵发性疼痛，发作特点为持续时间短，发作过后的间歇期可以完全不痛，单侧性无客观的神经学体征。面部皮肤或黏膜常有激发点或扳机点，轻触此点即可诱发疼痛。三叉神经痛并不致命.但疼痛剧烈难忍，治疗效果并不理想。由于反复发作，常使患者表现极度忧虑和紧张，甚至使患者产生轻生的念头。目前多数情况下找不到确切病因，少数病例系由感染、微生物、毒素、血管或营养等问题引起。

三叉神经的上颌神经发自三叉神经节的中部，沿海绵窦的外侧壁走行，经圆孔出颅中窝进入翼腭窝，此处可作上颌神经酒精注射以缓解疼痛。

上颌神经有许多分支，主要分支分布如下：①颧神经较细小，在翼腭窝处分出，经眶下裂入眶后分两支，穿过眶外侧壁分布于颧、颞、颊部皮肤；②上牙槽后神经自翼腭窝上颌神经本干发出，在上颌骨体后方穿入骨质，与来自眶下神经的上牙槽中、前支吻合形成上牙槽神经丛，再发支分布于上颌牙齿、牙龈和上颌窦黏膜；③翼腭神经也称神经节支，为 2～3 条细小神经,向下连于翼腭神经节(副交感神经节),穿神经节后分布于腭、鼻腔的黏膜及腭扁桃体;④眶下神经为上颌神经主干的终末支,经眶下裂人眶,贴眶下壁向前,经眶下沟、眶下管出眶下孔分数支,分布于下睑、鼻外侧和上唇的皮肤与黏膜,于眶下孔处可作眶下神经酒精注射以缓解疼痛。

三、海绵窦栓塞

疖肿为常见疾患,上唇有丰富的唇静脉丛,患者挤压疖肿以及有许多静脉穿过的口轮匝肌等唇肌不停地运动都能导致感染的蔓延。感染物首先通过唇部的细小静脉,然后通过唇静脉引起血栓性静脉炎,唇静脉注入面静脉,面静脉有感染性栓塞。面静脉可通过内眦静脉、眼上静脉与颅内海绵窦交通。感染可由面静脉内的栓子(脱落的血凝块)经上述途径到达海绵窦,最终导致海绵窦感染性栓塞,由于面静脉内通常无瓣膜,静脉血可向任一方向流动,同时由于表情肌在说话、进食时收缩也可挤压感染物质沿静脉管道扩散。

海绵窦是位于蝶鞍两侧的一对重要的硬脑膜窦,由硬脑膜两层间的腔隙形成,内衬以内皮,但无肌膜。与其他部位的硬脑膜窦不同的是海绵窦内有许多纤维结缔组织小梁经过,使其结构呈海绵状,血流缓慢,因而在感染时易形成栓塞。眼上静脉是海绵窦的主要属支,海绵窦向后在颞骨岩部的尖端处续于岩上窦和岩下窦,其血液汇入此二窦,再分别流入横窦和颈内静脉。

海绵窦栓塞可累及第Ⅲ、Ⅳ、Ⅵ脑神经及Ⅴ脑神经的眼神经和上颌神经。动眼神经支配除上斜肌和外直肌以外的所有眼球外肌,滑车神经支配上斜肌,展神经支配外直肌。由海绵窦和眼上静脉的血液被栓塞阻碍,可引起汇入眼上静脉的视网膜中央静脉充血和眶内结构水肿,可表现为上、下眼睑和睑、球结膜肿胀,眼底视网膜静脉扩张充血和视神经乳头水肿等临床体征。

四、硬膜外血肿

翼点位于颅的侧面,颞窝的前部,为额、顶、颞、蝶骨四骨相连接处的缝,多呈"H"形,位于颧弓上缘中点上方,在临床上是一个重要的骨性标志。由于它是数块颅骨连接处的缝,承受压力的能力低,受暴力打击时常发生骨折。翼点后方的颞骨鳞部是颞区最薄处,外伤时也易发生骨折。翼点后方的颞鳞内面有容纳脑膜中动脉及其前支的动脉沟。颞鳞骨折可以撕断动脉沟内的脑膜中动脉及其前支。由于脑膜中动脉及其前支是沿硬膜外表面走行,血管断裂出血可以导致硬膜外血肿。脑膜中动脉发自上颌动脉第1段,经棘孔入颅中窝,贴颅壁向外、向上行走4～5cm开始分为前支(额支)和后支(顶支)。其中,前支经过翼点内面向上行走,平行于冠状缝;后支则行向上、后。外伤后由于硬脑膜与颅骨借纤维组织紧密连接,血液聚集形成血肿的过程相对缓慢,因此患者意识短暂丧失后多可恢复,但由于颅腔是不能扩展的,随着血肿的增大,颅内压力增高,位于小脑幕切迹上方的海马旁回和沟可能被挤入小脑幕切迹,形成小脑幕切迹疝而压迫大脑脚和动眼神经,导致动眼神经麻痹,引起瞳孔括约肌的瘫痪,致使瞳孔散大。硬膜外血肿可推挤翼点下方的颞叶,因此有必要立即手术减轻颅内压,否则将进一步压迫大脑,压迫延髓内的心血管和呼吸中枢而危及生命。

复习思考题

1. 如何鉴别颅顶皮下、腱膜下和骨膜下血肿？

2. 描述颅内、外静脉交通。

3. 面部"危险三角"的位置及其临床意义如何？

4. 试述腮腺的位置、形态和毗邻关系。

5. 穿经腮腺的结构由浅入深有哪些？

6. 试述面侧深区的位置和内容。

7. 试以经翼外肌为标志，说明面侧深区血管、神经的局部位置关系。

8. 试述咬肌间隙的位置和临床意义。

9. 试述翼下颌间隙的位置、内容和临床意义。

10. 试述下颌神经的分支及分布范围。

第二章　颈　部

颈部分区
- 固有颈部(颈部) 范围:两侧斜方肌前缘之间和脊柱颈部前方的部分。
- 分区
  - 颈前区
    - 舌骨上区
      - 颏下三角。
      - 下颌下三角(二腹肌三角)。
    - 舌骨下区
      - 颈动脉三角。
      - 肌三角。
  - 胸锁乳突肌区。
  - 颈外侧区(颈后三角)
    - 枕三角。
    - 锁骨上三角。
- 项部:斜方肌覆盖的深部与脊柱颈部之间的部分。

第一节　颈部层次结构

一、浅层结构

1.皮肤:较薄,移动性较大,皮纹横向分布。

2.浅筋膜:含脂肪,其深面有颈阔肌,该肌深面有浅静脉、颈丛皮支、面神经颈支。

(1)浅静脉
- 颈前静脉→颈外静脉。
- 颈外静脉→锁骨下静脉(或颈内静脉)。

颈丛皮支在胸锁乳突肌后缘中点浅出,此点是颈丛皮支阻滞麻醉点。

(2)神经 颈丛皮支包括 枕小神经。
耳大神经。
颈横神经。
锁骨上神经。

面神经颈支→颈阔肌。

二、颈筋膜及筋膜间隙

1.颈筋膜

浅层(封套筋膜):围绕整个颈部并包绕两肌和两腺,形成鞘。

中层(内脏筋膜):位于舌骨下肌群深面,包裹咽、食管颈部、喉、气管颈部、甲状腺和甲状旁腺等,并形成甲状腺鞘。其前下部覆盖气管者为气管前筋膜;后上部覆盖颊肌、咽缩肌者为颊咽筋膜。

深层(椎前筋膜):位于颈深肌浅面,并覆盖颈交感干、膈神经、臂丛、锁骨下动、静脉。由斜角肌间隙起始,包裹锁骨下动、静脉及臂丛,向腋腔延续形成腋鞘。

颈动脉鞘:是颈筋膜包绕颈总动脉、颈内动脉、颈内静脉和迷走神经形成的筋膜鞘。

2.筋膜间隙

胸骨上间隙:封套筋膜在胸骨柄上方分为两层所构成的间隙。

锁骨上间隙:封套筋膜在锁骨上方分为两层所构成的间隙。

气管前间隙:位于气管前筋膜与气管颈部之间。

咽后间隙:位于椎前筋膜与颊咽筋膜之间。

椎前间隙:位于颈椎与椎前筋膜之间。

第二节　颈前区

一、下颌下三角

位置:位于下颌骨下缘与二腹肌前、后腹之间。
浅面:皮肤、浅筋膜、颈阔肌、颈筋膜浅层。
深面:下颌舌骨肌、舌骨舌肌、咽中缩肌。
内容:下颌下腺、淋巴结、血管和神经。

下颌下腺
- 形态：呈"U"形。
- 分部
  - 浅部。
  - 深部→下颌下腺管→舌下阜。
- 毗邻
  - 外侧面：下颌体内面和翼内肌下部、面动脉（通过腺外面的浅沟）。
  - 深面
    - 下颌舌骨肌。
    - 舌骨舌肌
      - 浅面：有舌神经、下颌下神经节、下颌下腺管、舌下神经。
      - 深面：有舌咽神经、舌动脉。
  - 周围：下颌下淋巴结。

二、颏下三角

1. 境界
   - 位置：位于两侧二腹肌前腹与舌骨体之间。
   - 浅面：皮肤、浅筋膜和颈筋膜浅层。
   - 深面：下颌舌骨肌及其筋膜。
2. 内容：数个颏下淋巴结。

三、颈动脉三角

1. 境界
   - 位置：位于胸锁乳突肌上份前缘、肩胛舌骨肌上腹与二腹肌后腹之间。
   - 浅面：皮肤、浅筋膜、颈阔肌及颈筋膜浅层。
   - 深面：椎前筋膜。
   - 内侧：咽侧壁及其筋膜。

2. 内容及毗邻：三角内有颈动脉鞘相关结构（颈内静脉及其属支、颈总动脉及其分支、迷走神经及其分支、颈深淋巴结）及末三对脑神经。

（1）颈内静脉

位置：位于颈总动脉外侧。

属支
- 面静脉
- 舌静脉
- 甲状腺上、中静脉

均经颈动脉浅面向外侧汇入颈内静脉。

（2）颈总动脉

位置：位于颈内静脉内侧。

末端附近结构：颈动脉窦（压）、颈动脉小球（化），分别调节血压和呼吸。

分支
- 平甲状软骨上缘处分为颈内、外动脉。
- 颈内动脉：初居颈外动脉后外方，然后至其后方。
- 颈外动脉分支
  - 向前：甲状腺上动脉、舌动脉、面动脉。
  - 向后：枕动脉。
  - 向内：咽升动脉。

（3）脑神经

脑神经 {

迷走神经 {

位置:位于颈动脉鞘内,在颈内动脉、颈总动脉与颈内静脉之间的后方下行。

分支 {
喉上神经。
喉内支:司声门裂以上喉黏膜感觉。
喉外支:支配环甲肌。
心支:入心丛。
}
}

副神经:经二腹肌后腹的深面进入颈动脉三角的后上角,越过颈内静脉的浅（或深）面,行向后外至胸锁乳突肌深面支配该肌,本干至颈后三角。

舌下神经:经二腹肌后腹的深面进入颈动脉三角,勾绕枕动脉起始部弯向前下越过颈内、外动脉浅面,发出颈襻,本干行向前上方,再经二腹肌后腹深面进入下颌下三角。

3. 二腹肌后腹周围的结构

结构 {

上缘:有耳后动脉、面神经、舌咽神经。
下缘:有枕动脉、舌下神经。
浅面:三个纵行结构,即耳大神经、下颌后静脉、面神经颈支。

深面纵行结构（7 个） {

3 条大血管 {
颈内静脉。
颈内动脉。
颈外动脉。
}

末 3 对脑神经 {
走行:在颈内动、静脉之间下降,在二腹肌后腹下缘或稍上方分离。
迷走神经:在动、静脉之间后方垂直下降。
副神经:在颈内静脉浅面（或深面）行向后外。
舌下神经:在动脉浅面弯向前。
}

交感干:位于椎前筋膜的深面。
}
}

四、肌三角

1. 境界 {
位置:位于颈前正中线与肩胛舌骨肌上腹和胸锁乳突肌前缘之间。
浅面:皮肤、浅筋膜、颈筋膜浅层。
深面:椎前筋膜。
}

2. 内容 {
甲状腺。
甲状旁腺。
气管。
食管。
}

（1）甲状腺

形态:呈"H"形,分左、右（侧）叶及甲状腺峡,有时有锥状叶。

被膜 {
甲状腺鞘（假被膜）:气管前筋膜包绕甲状腺形成假被膜,在侧叶内侧和峡部后面与喉、气管软骨膜愈着,并增厚形成甲状腺悬韧带。
纤维囊（真被膜）:与假被膜间有疏松结缔组织、甲状旁腺、血管、神经。
}

位置 {
　左、右叶:位于喉与气管的前外侧,上极平甲状软骨中部,下极平第 6 气管软骨环,
　　　　　也有的延伸到胸骨柄后方。
　甲状腺峡:位于第 2～4 气管软骨前方。
}

毗邻 {
　前面(浅→深):皮肤、浅筋膜、封套筋膜、舌骨下肌群、气管前筋膜。
　后内侧:喉、气管、咽、食管、喉返神经。
　后外侧:颈动脉鞘、交感干。
}

甲状腺的动脉与喉的神经 {
　甲状腺上动脉:与喉上神经喉外支伴行。
　甲状腺下动脉:在甲状腺下极后方与喉返神经交叉。
　甲状腺最下动脉:沿气管前方上升,出现率约为 10%。
}

静脉 {
　甲状腺上静脉:与甲状腺上动脉伴行→颈内静脉。
　甲状腺中静脉:起自甲状腺侧叶外缘中份→颈内静脉。
　甲状腺下静脉:起自甲状腺的下极→头臂静脉,两侧甲状腺下静脉在气管前方与
　　　　　　　　甲状腺峡的属支吻合成甲状腺奇静脉丛。
}

(2)甲状旁腺

形态:为两对扁圆形小体,棕黄或淡红色。

位置 {
　位于甲状腺侧叶后面,真、假被膜之间,有的位于甲状腺实质内或位于气管周围的
　　结缔组织中。
　上甲状旁腺:甲状腺侧叶上、中 1/3 交界处的后方。
　下甲状旁腺:变化较大,多位于甲状腺侧叶下 1/3 处的后方。
}

(3)气管颈段

界限 {
　上界:平第 6 颈椎下缘,接环状软骨。
　下界:平胸骨颈静脉切迹处,移行于气管胸部。
}

毗邻 {
　前面(浅→深):皮肤、浅筋膜、封套筋膜(胸骨上间隙及颈静脉弓)、舌骨下肌群、
　　　　　气管前筋膜。第 2～4 气管软骨前方有甲状腺峡,峡的下方有甲状腺下静
　　　　　脉、甲状腺奇静脉丛和可能存在的甲状腺最下动脉。
　两侧:甲状腺左、右叶。
　后方:食管、气管食管旁沟内有喉返神经。
　后外侧:颈动脉鞘及交感干。
}

(4)食管颈段

界限 {
　上界:前方平环状软骨,后方平第 6 颈椎下缘与咽相接。
　下界:平胸骨颈静脉切迹处,移行于食管胸部。
}

毗邻 {
　前方:气管。
　后方:椎前筋膜、颈长肌、颈椎。
　两侧:甲状腺左、右叶,颈动脉鞘及鞘内结构。
　后外侧:交感干。
}

第三节　颈外侧区

一、枕三角（肩胛舌骨肌斜方肌三角）

1. 境界 ⎧ 位置：位于胸锁乳突肌后缘、斜方肌前缘、肩胛舌骨肌下腹上缘之间。
　　　　⎨ 浅面：皮肤、浅筋膜、颈筋膜浅层。
　　　　⎩ 深面：椎前筋膜及其深面头夹肌、肩胛提肌及中、后斜角肌。

2. 内容及毗邻 ⎧ 副神经：自胸锁乳突肌后缘上、中 1/3 交点处穿出，入枕三角，沿肩胛提
　　　　　　　　　　　　肌浅面至斜方肌前缘中、下 1/3 交界处进入斜方肌深面。
　　　　　　　⎪ 颈丛皮支：自胸锁乳突肌后缘中点浅出，分布于头、颈、胸前上部及肩上
　　　　　　　⎨　　　　　　部的皮肤。
　　　　　　　⎪ 臂丛锁骨上分支 ⎧ 肩胛背神经→菱形肌。
　　　　　　　⎪　　　　　　　　⎨ 胸长神经→前锯肌。
　　　　　　　⎪　　　　　　　　⎩ 肩胛上神经→冈上肌、冈下肌。
　　　　　　　⎩ 淋巴结：沿副神经排列。

二、肩胛舌骨肌锁骨三角（锁骨上三角）

1. 境界 ⎧ 位置：位于胸锁乳突肌后缘、肩胛舌骨肌下腹和锁骨之间。
　　　　⎨ 浅面：皮肤、浅筋膜和颈筋膜浅层。
　　　　⎩ 深面：斜角肌下份及椎前筋膜。

2. 内容及毗邻

（1）锁骨下静脉：锁骨下静脉于第 1 肋外缘续腋静脉，在该三角内位于锁骨下动脉第 3 段前下方，在前斜角肌内侧与颈内静脉汇合成头臂静脉。

静脉角：颈内静脉与锁骨下静脉汇合处的夹角称为静脉角，有胸导管或右淋巴导管注入。

（2）锁骨下动脉

走行：穿过斜角肌间隙进入锁骨上三角，为锁骨下动脉第 3 段。

毗邻 ⎧ 前下方：锁骨下静脉。
　　　⎨ 后上方：臂丛神经干。
　　　⎩ 下方：第 1 肋。

分支：颈横动脉、肩胛上动脉，经锁骨上三角分别至斜方肌深面及肩胛区。

（3）臂丛

臂丛锁骨上部 {
　　组成：臂丛的根、干、股组成臂丛锁骨上部。
　　各部的构成和位置：5 个根由第 5～8 颈神经前支和第 1 胸神经前支大部分组成，经斜肌间隙入锁骨上三角。在前斜角肌外缘附近合成 3 干，位于锁骨下动脉后上方。各干均分为前、后股，经锁骨中份的后下方进入腋窝。
　　分支：胸长神经（$C_{5\sim7}$）、肩胛背神经（C_5）、肩胛上神经（上干）。

第四节　胸锁乳突肌区及颈根部

一、胸锁乳突肌区

1. 范围：指胸锁乳突肌在颈部所占据和覆盖的区域。

2. 内容与毗邻 {
　　胸锁乳突肌浅面：皮肤、浅筋膜及其内的颈阔肌、颈外静脉、颈横神经。
　　胸锁乳突肌深面：颈襻、颈动脉鞘、椎前筋膜、颈丛及其分支（膈神经）、颈交感干。

（1）颈襻

C_1 前支→舌下神经→颈襻上根
$C_{2,3}$ 前支→颈襻下根
} 在颈动脉鞘浅面合成颈襻，支配舌骨下肌群。

（2）颈动脉鞘

内容：颈内动脉、颈总动脉、颈内静脉、迷走神经。

毗邻 {
　　浅面：胸锁乳突肌、舌骨下肌群（胸骨舌骨肌、胸骨甲状肌、肩胛舌骨肌下腹）、颈襻及甲状腺上、中静脉。
　　后方：甲状腺下动脉、（左）胸导管弓、椎前筋膜及其深面的颈交感干、椎前肌、颈椎横突。
　　内侧：咽、食管、喉、气管、喉返神经、甲状腺侧叶。

（3）颈丛 {
　　位置：位于胸锁乳突肌与中斜角肌、肩胛提肌之间。
　　组成：由第 1～4 颈神经前支组成。
　　分支：皮支、肌支和膈神经。

（4）颈交感干 {
　　位置：脊柱两侧，椎前筋膜深面。
　　组成：由颈上、中、下交感神经节及其节间支组成。
　　　　颈上神经节：位于第 2、3 颈椎横突前方。
　　　　颈中神经节：位于第 6 颈椎横突前方。
　　　　颈下神经节：常与第 1 胸神经节融合为颈胸神经节，位于第 7 颈椎平面，椎动脉起始部分下方。
　　分支 {
　　　　颈心神经：三个节分别发出颈上、中、下心神经入心丛。
　　　　灰交通支：返回颈神经（随颈、臂丛神经分布）。

二、颈根部

1.范围：是颈部与胸部之间的接壤区。

2.境界 $\begin{cases} 前界：胸骨柄。 \\ 后界：第 1 胸椎体。 \\ 两侧界：第 1 肋。 \end{cases}$

3.颈根部结构的配布：在中线上主要有气管、食管等。左、右两侧的中心标志为前斜角肌。

前斜角肌：起于第 3～6 颈椎横突，止于第 1 肋上面的斜角肌结节。

$\begin{cases} 前内侧 \begin{cases} 颈胸间纵行结构：颈动脉鞘(颈内静脉、颈总动脉、迷走神经)、交感干、膈神经。 \\ 椎动脉三角、胸膜顶。 \end{cases} \\ 前方：锁骨下静脉及其属支 \\ 后方：锁骨下动脉、臂丛根 \\ 外侧：锁骨下动脉、静脉、臂丛神经的干及股 \end{cases}$ 颈、胸与上肢间横行结构。

4.颈根部主要结构及毗邻。

(1)斜角肌间隙 $\begin{cases} 构成：由前、中斜角肌和第 1 肋三者围成。 \\ 通过的结构：臂丛、锁骨下动脉。 \end{cases}$

(2)膈神经：由第 3、4、5 颈神经前支组成，位于椎前筋膜深面，经前斜角肌前面下行，在迷走神经的外侧，穿锁骨下动、静脉之间入胸腔。

(3)胸膜顶：是覆盖肺尖的壁胸膜。突入颈根部，高出锁骨内侧 1/3 上缘 2～3cm，被前、中、后斜角肌覆盖。胸膜上膜(Sibson 筋膜)是第 7 颈椎横突至第 1 肋内侧缘之间增厚的胸内筋膜，与胸膜顶相连，起悬吊作用。

(4)椎动脉三角

境界 $\begin{cases} 外侧：前斜角肌。 \\ 内侧：颈长肌。 \\ 下界(底)：锁骨下动脉第 1 段。 \\ 尖：第 6 颈椎横突前结节(颈动脉结节)。 \\ 后界：胸膜顶、第 7 颈椎横突、第 8 颈神经前支、第 1 肋颈。 \\ 前方：颈动脉鞘、膈神经、胸导管弓(左侧)。 \end{cases}$

内容：椎动、静脉，甲状腺下动脉，交感干及颈胸神经节。

(5)胸导管：沿食管左缘上升，继呈弓形向外，经颈动脉鞘后方注入左静脉角。

(6)锁骨下动脉 $\begin{cases} 起点：左侧起自主动脉弓，右侧起自头臂干。 \\ 分段标志：以前斜角肌为标志为三段。 \end{cases}$

第一段 ｛位置：起点至前斜角肌内侧缘，经过胸膜顶前上方。

分支 ｛椎动脉：穿上位 6 个颈椎横突孔，经枕骨大孔入颅。

胸廓内动脉：经胸廓上口入胸腔。

甲状颈干 ｛甲状腺下动脉：经颈动脉鞘后方入甲状腺。

肩胛上动脉：分布于肩胛区。

颈横动脉：至斜方肌深面。

第二段 ｛位置：被前斜角肌覆盖，位于斜角肌间隙内。

分支：肋颈干 ｛颈深动脉：至颈部深肌。

最上肋间动脉：至第 1、2 肋间。

第三段：位于前斜角肌外缘至第 1 肋外缘。

(7)锁骨下静脉：与腋静脉相延续，在第 1 肋上面，经锁骨与前斜角肌之间，向内侧与颈内静脉合成头臂静脉（交角为静脉角）。

第五节　颈部淋巴

颈部淋巴结较多，除收集头颈部淋巴外，尚收集胸部及上肢的部分淋巴。按部位将颈部淋巴结分为颈上部、颈前部和颈外侧淋巴结。

一、颈上部淋巴结

位置：沿头颈交界处排列（枕、乳突、腮腺、下颌下及颏下淋巴结等）。

收纳范围：头部淋巴。

输出管：注入颈外侧淋巴结。

二、颈前部淋巴结

浅组：沿颈前静脉排列，收纳舌骨下区浅淋巴。

深组：颈部器官周围，收纳喉、甲状腺、气管、食管淋巴。

输出管：注入颈外侧深淋巴结。

三、颈外侧淋巴结

颈外侧浅淋巴结
（沿颈外静脉排列）{
颈外侧浅层淋巴。
枕、乳突、腮腺淋巴结引流的头部淋巴。

颈外侧深淋巴结
（沿颈内静脉排列）{

上深淋巴结

收纳{
颈上、颈前、颈外侧浅淋巴结输出管。
舌、鼻腔、咽、喉、甲状腺、气管颈部、食管颈部淋巴。

淋巴结{
颈内静脉二腹肌淋巴结：收纳鼻咽部、腭扁桃体、舌根的淋巴。
副神经淋巴结：收纳枕、项肩部淋巴。
颈内静脉肩胛舌骨肌淋巴结：收纳舌尖淋巴。

下深淋巴结：直接或间接（经颈上部、颈前、颈外侧浅及颈外侧上深淋巴结）收纳头部、胸壁上部、乳房上部淋巴。锁骨上淋巴结沿颈横血管排列。

Virchow 淋巴结为锁骨上淋巴结中位于左颈根部左侧前斜角肌前方的淋巴结。

ZHI SHI TUO ZHAN
知识拓展

一、甲状腺功能亢进

甲状腺功能亢进是指由多种病因导致甲状腺功能增强,分泌甲状腺激素过多所致的临床综合征,分为原发性、继发性和高功能腺瘤 3 类。

原发性甲状腺功能亢进病因迄今尚未明了,一般认为系一种自身免疫性疾病。主要临床表现为甲状腺肿大,呈弥漫性、对称性;多发生于女性,以 20~40 岁女性多见。患者性情急躁、容易激动、失眠、两手颤动、怕热、多汗,食欲亢进,但消瘦,内分泌功能紊乱,女性往往出现月经失调。实验室检查常出现基础代谢率明显增高,T_3、T_4 含量也可分别高于正常值 4 倍和 2 倍。

甲状腺弥漫性肿大,向内侧可压迫喉和气管、咽和食管等,引起呼吸困难、吞咽困难和声音嘶哑等;如向后外方压迫交感干,可出现瞳孔缩小、上睑下垂及眼球内陷等,称为霍纳综合征。

甲状腺大部切除术是目前治疗甲状腺功能亢进的常用而有效的方法之一,多采用颈根部横切口,依次切开皮肤、浅筋膜、颈筋膜浅层、舌骨下肌群和气管前筋膜。其中,气管前筋膜在此处形成甲状腺鞘,称甲状腺假被膜。假被膜增厚并与甲状软骨、环状软骨和气管软骨的软骨膜愈着,形成甲状腺悬韧带,将甲状腺固定于喉及气管壁上。因此,吞咽时甲状腺可上、下移动。

由于甲状腺上动脉与喉上神经外支伴行,甲状腺下动脉与喉返神经有复杂的交叉关系,故手术中结扎甲状腺上、下动脉时应注意保护喉上神经外支和喉返神经。另外,甲状旁腺位于甲状腺囊鞘间隙,术中注意保护甲状旁腺,若术后出现声音低钝或嘶哑,可能是损伤了喉上神经外支或喉返神经。

二、急性感染性喉炎并喉梗阻施行气管切开术

小儿急性喉炎常见于 6 个月～3 岁的婴幼儿。由于小儿喉部解剖特点,发炎后易引起黏膜肿胀而引发喉梗阻,若不及时治疗,可危及生命。

治疗的重点是尽早解除喉梗阻,使用有效、足量的抗生素以控制感染;加用类固醇激素,使喉黏膜消肿,减轻喉梗阻症状。若喉梗阻症状仍未缓解,应及时作气管切开术。气管切开术是将气管颈段前壁切开,插入气管套管,另建呼吸通道,解除严重喉梗阻。手术时患儿应取仰卧位,肩下垫一小枕使头后仰,使气管贴近皮肤,便于术中暴露气管。自环状软骨向下至胸骨上窝处,沿颈前中线作正中切口,依次切开皮肤、浅筋膜、颈筋膜浅层、胸骨上间隙,向两侧分开舌骨下肌群,即可暴露气管。在甲状腺峡下缘以下,第 5～6 气管软骨环处切开气管,插入气管套管,新的呼吸通道即可建立。

手术中应注意尽量避免损伤胸骨上间隙内的颈静脉弓,必要时可结扎切断;要始终沿气管前正中线进行,以免偏离中线损伤颈部大血管致大出血。幼儿因胸腺、左头臂静脉和主动脉弓等可高出颈静脉切迹,故术中应注意勿伤及上述结构。

FU XI SI KAO TI

复习思考题

1. 颈部的筋膜间隙有哪些,位置及通向如何?

2. 根据甲状腺的毗邻关系,试分析甲状腺肿大可能引起的症状。

3. 气管切开需经过哪些层次,术中应注意哪些解剖结构?

第三章　胸　部

【学习目标】

1. **掌握**：胸骨角、锁骨及锁骨下窝、肋弓、肩胛骨的下角等；乳房的位置、构造及淋巴引流；肋间血管的走行规律及神经在胸、腹前外侧壁的分布规律；纵隔的位置、境界及分部；主动脉弓及食管的毗邻。

2. **熟悉**：胸部的主要标志线；胸壁的层次结构；胸膜及胸膜腔的概念；肺的位置、肺门、肺根及肺韧带。

3. **了解**：乳房的血管；支气管肺段及肺段的划分；肺的血管、神经、淋巴引流；食管上、下三角的位置及临床意义；膈的位置和膈上的孔裂。

胸部位于颈部与腹部之间，由胸壁、胸腔及其内脏器组成。胸部以胸廓为支架，表面覆以皮肤、筋膜和肌肉等软组织，内衬胸内筋膜，共同构成胸壁。胸壁与膈围成胸腔。

1. 胸壁分区
  - 胸前区：位于前正中线至腋前线及三角肌前缘之间。
  - 胸外侧区：位于腋前线与腋后线之间。
  - 胸背区（背部）：位于腋后线与后正中线之间。

2. 胸腔分部
  - 中部：纵隔。
  - 左、右部：容纳肺和胸膜囊。

第一节　胸　壁

胸壁的构成：皮肤、（浅、深）筋膜、胸廓外肌层、胸廓、肋间组织、胸内筋膜等。本节只介绍胸前、外侧区。

一、胸前、外侧区浅层结构

1. 皮肤

2. 浅筋膜内结构
  - 脂肪。
  - 浅血管。
  - 淋巴管。
  - 皮神经。
  - 乳房。

（1）脂肪组织

(2)浅血管 $\left\{\begin{array}{l}\text{胸廓内动脉穿支及伴行静脉。}\\\text{肋间后动脉外侧皮支及伴行静脉。}\\\text{胸腹壁静脉→胸外侧静脉。}\end{array}\right.$

(3)皮神经 $\left\{\begin{array}{l}\text{锁骨上神经(颈丛分支):分布于胸前区上部、肩部皮肤。}\\\text{肋间神经前皮支、外侧皮支:分布于胸前、外侧区(除锁骨上神经分布区)。}\end{array}\right.$

(4)乳房

位置:胸前部、胸大肌及胸肌筋膜表面,第2～6肋高度,自胸骨旁线至腋中线。

结构:由皮肤、乳腺和间质构成。

乳腺:纤维组织将腺体分割成15～20个乳腺叶,每一腺叶有一输乳管,末端开口于乳头。输乳管、乳腺叶均以乳头为中心,呈放射状排列。

间质 $\left\{\begin{array}{l}\text{脂肪组织:主要位于皮下。}\\\text{纤维结缔组织:包绕乳腺并伸入腺叶之间。乳房悬韧带(Cooper韧带)是连于皮}\\\text{肤和浅筋膜浅层与浅筋膜深层间的纤维束。}\end{array}\right.$

乳房后隙:位于乳房基底与胸肌筋膜之间的间隙,内含疏松结缔组织和淋巴管。因此,乳房可作轻度移动。

乳房淋巴 $\left\{\begin{array}{l}\text{淋巴管:丰富且互相吻合成网,分浅、深两组,两组间吻合广泛。}\\\text{淋巴引流}\left\{\begin{array}{l}\left.\begin{array}{l}\text{外侧部}\\\text{中央部}\end{array}\right\}\text{→胸肌淋巴结→中央、尖淋巴结,是淋巴回流的主要途径。}\\\text{上部:注入腋尖淋巴结和锁骨上淋巴结。}\\\text{内侧部:注入胸骨旁淋巴结。}\\\text{内下部:注入膈上淋巴结。}\\\text{深部:注入胸肌间淋巴结或尖淋巴结。}\\\text{浅淋巴管网:吻合广泛,两侧乳房的浅林巴管互相交通。}\end{array}\right.\end{array}\right.$

二、胸前、外侧区深层结构

层次 $\left\{\begin{array}{l}\text{深筋膜}\left\{\begin{array}{l}\text{浅层:覆盖在胸大肌表面。}\\\text{深层:包绕锁骨下肌、胸小肌,覆盖前锯肌表面还形成锁胸筋膜、腋悬}\\\text{韧带。}\end{array}\right.\\\text{胸廓外肌层}\left\{\begin{array}{l}\text{浅层:胸大肌、腹外斜肌和腹直肌上部。}\\\text{深层:锁骨下肌、胸小肌、前锯肌。}\end{array}\right.\\\text{肋间隙}\left\{\begin{array}{l}\text{肋间肌和结缔组织膜:肋间外肌和肋间外膜,肋内肌和肋间内膜,肋间最}\\\text{内肌。}\\\text{血管、神经:肋间后血管、肋间神经(上支、下支)。}\end{array}\right.\\\text{胸廓内血管、胸骨旁淋巴结、胸横肌。}\\\text{胸内筋膜:是一层致密结缔组织膜,衬于肋和肋间肌内面。}\end{array}\right.$

胸膜腔手术解剖层次:皮肤→浅筋膜→深筋膜→胸廓外肌层和肋间肌→分离或切断肋骨→胸内筋膜→壁胸膜→胸膜腔。

第二节　胸腔及其脏器

胸腔 { 构成:由胸壁与膈围成。
分部 { 中部:纵隔。
左、右部:容纳肺及胸膜囊。

一、胸膜和胸膜腔

1. 胸膜分部 { 脏胸膜:被覆于肺的表面。
壁胸膜 { 肋胸膜:衬贴于胸壁内面。
膈胸膜:覆盖于膈的上面。
纵隔胸膜:衬贴于纵隔两侧。
胸膜顶:覆盖在肺尖上方的壁胸膜,突入颈根部。

胸膜腔:脏、壁胸膜在肺根部互相延续,两层之间形成密闭的浆膜囊腔隙。

2. 胸膜隐窝

定义:壁胸膜各部相互转折处的胸膜腔,当深吸气时,肺的边缘也不能伸入其内。

肋膈隐窝:位于肋胸膜与膈胸膜转折处,呈半环状,为胸膜腔最低部位。

肋纵隔隐窝:位于肋胸膜前缘与纵隔胸膜转折处,左侧较明显。

3. 胸膜神经分布 { 脏胸膜←肺丛神经(内脏感觉神经)。
壁胸膜←肋间神经、膈神经(躯体感觉神经)。

二、肺

1. 肺

位置:胸腔内,纵隔两侧。

形态 { 外形:半圆锥体形。
肺尖:超出锁骨内 1/3 上方 2~3cm。
肺底:凹向上正对膈穹隆。
两面 { 外侧面(肋面)。
内侧面(纵隔面)。
三缘 { 后缘(钝)。
前缘(锐)。
下缘(锐)。
分叶 { 左肺:以斜裂分为上叶、下叶。
右肺:以斜裂及水平裂分为上叶、中叶、下叶。
肺门(第一肺门):为肺纵隔面中部的凹陷,是主支气管,肺动、静脉,支气管血管,
　　　　　　　　　　　淋巴管,肺丛等出入的部位。
肺根:出入肺门各种结构的总称,外包以胸膜。

肺根结构的位置排列见表 2-3-1,肺根的毗邻见表 2-3-2。

表 2-3-1　肺根结构的位置排列

肺根	由前向后	由上向下
左	肺上静脉、肺动脉、主支气管	肺动脉,主支气管,肺上、下静脉
右	肺下静脉(左、右肺根同)	上叶支气管,肺动脉,中下叶支气管,肺上、下静脉

表 2-3-2　肺根的毗邻

肺根	前方	后方	上方	下方
左	膈神经,心包膈血管	迷走神经,胸主动脉	主动脉弓	肺韧带
右	膈神经,心包膈血管上腔静脉	迷走神经,奇静脉	奇静脉弓	肺韧带

2.肺内支气管与支气管肺段

主支气管→肺叶支气管→肺段支气管→支气管树(23～25 级)。

支气管肺段:每一个肺段支气管及其所属的肺组织为一个支气管肺段。

胸膜和肺前界的体表投影见表 2-3-3。

表 2-3-3　胸膜和肺前界的体表投影

		锁骨内 1/3	胸锁关节	第 2 胸肋关节平面	至
胸膜	右	上方 2～3cm	后方	两侧靠近中线偏左下行	第 6 胸肋关节→下界
	左				第 4 胸肋关节弯向外下,在胸骨侧缘外 2～2.5cm 下行至第 6 肋软骨→下界
肺		几乎与胸膜一致,仅左肺前缘在第 4 胸肋关节处,沿第 4 肋软骨转向外,至胸骨旁线,呈略凸向外的弧线,向下至第 6 肋软骨中点→下界			

肺和胸膜下界的体表投影见表 2-3-4。

表 2-3-4　肺和胸膜下界的体表投影

	锁骨中线	腋中线	肩胛线	脊柱旁线
肺下界	第 6 肋	第 8 肋	第 10 肋	第 10 胸椎棘突
胸膜下界	第 8 肋	第 10 肋	第 11 肋	第 12 胸椎棘突

第三节　纵　隔

一、纵隔的位置与境界

1.定义:两侧纵隔胸膜之间的器官、结构及结缔组织的总称。

2.位置:位于胸腔中部偏左,呈矢状位,分隔左、右胸膜囊和肺。

3. 境界
- 前：胸骨及肋软骨内侧部。
- 后：脊柱胸部。
- 两侧：纵隔胸膜。
- 上：胸廓上口。
- 下：膈。

二、纵隔分区

1. 四分法

分界：以胸骨角与第 4 胸椎下缘平面为界。

- 上纵隔。
- 下纵隔分界：以心包前、后壁为界
  - 前纵隔：心包前壁至胸骨。
  - 中纵隔：心包、心及出入心的大血管所占据的区域。
  - 后纵隔：心包后壁至胸椎。

2. 三分法

分界：以气管、气管杈前壁和心包后壁的额状面为界。

- 前纵隔
  - 分界：以胸骨角与第 4 胸椎下缘平面为界。
  - 分部：上纵隔和下纵隔。
- 后纵隔。

三、纵隔侧面观

纵隔侧面观见表 2-3-5。

表 2-3-5　纵隔侧面观

与肺根关系	左侧面观	右侧面观
肺根上方	主动脉弓及其上方的左颈总动脉、左锁骨下动脉、食管上三角（由左锁骨下动脉、主动脉弓与脊柱围成，内有胸导管及食管上段）	奇静脉弓及其上方从前向后的左头臂静脉、上腔静脉（右膈神经和心包膈血管）、气管（迷走神经）、食管
肺根前方	心包、膈神经、心包膈血管	心包、膈神经、心包膈血管
肺根后方	胸主动脉、迷走神经、交感干、内脏大神经	奇静脉、迷走神经、食管、交感干、内脏大神经
肺根下方	食管下三角，由心包、胸主动脉和膈围成，内有食管下份	下腔静脉

四、纵隔内容

上纵隔
- 前层：胸腺，上腔静脉及其属支，左、右头臂静脉。
- 中层：主动脉弓及其三大分支、膈神经及迷走神经。
- 后层：气管、食管、左喉返神经、胸导管。

前纵隔:胸腺下部、纵隔前淋巴结、疏松结缔组织。

下纵隔 ┤ 中纵隔 ┤ 心及出入心的八大血管根部(主动脉,肺动脉,上、下腔静脉,4 条肺静脉)。

心包。

膈神经及心包膈血管。

后纵隔:食管、迷走神经、胸主动脉、胸导管、奇静脉、半奇静脉、副半奇静脉、胸交感干、内脏大神经、内脏小神经、纵隔后淋巴结。

五、纵隔主要结构与毗邻

1.主动脉弓的毗邻 ┤

左前方:左侧纵隔胸膜、肺、心包膈血管、左膈神经、左迷走神经、交感干和迷走神经的心支。

右后方:气管、食管、左喉返神经、胸导管、心深丛。

上缘:主动脉弓的三大分支(头臂干、左颈总动脉、左锁骨下动脉)及其前方,左头臂静脉和胸腺。

下方:肺动脉、动脉韧带、左喉返神经、左主支气管、心浅丛。

2.动脉导管三角

位置:位于主动脉弓左前方。

境界 ┤ 前:左膈神经。

后:左迷走神经。

下:左肺动脉。

内容:动脉韧带、左喉返神经、心浅丛。

3.动脉韧带:连于主动脉弓下缘与肺动脉干分权处稍左侧的纤维结缔组织索,为胚胎时期动脉导管的遗迹。

4.气管胸部毗邻 ┤

前方:胸骨柄、胸腺、左头臂静脉、主动脉弓、头壁干、左颈总动脉、心深丛。

右前方:右头臂静脉、上腔静脉。

后方:食管。

左后方:左喉返神经。

左侧:左锁骨下动脉、左迷走神经。

右侧:奇静脉弓、右迷走神经。

5.心包是包裹心和出入心的大血管根部的圆锥形纤维浆膜囊。

构成:由外层的纤维心包和内层的浆膜心包(又分脏、壁层)构成。

心包腔:为浆膜心包脏、壁两层之间狭窄密闭的间隙,内有少量浆液。

6.心包窦 ┤

心包横窦:位于升主动脉、肺动脉与上腔静脉、左心房之间的心包腔部。

心包斜窦:位于两侧肺上、下静脉,下腔静脉,左心房后壁与心包后壁之间的部分。

心包前下窦:浆膜心包壁层前部与下部移行处所夹的窄隙。

毗邻
- 前方:隔着胸膜和肺与胸骨和第 2~6 肋软骨为邻。心包三角直接与胸骨左下部第 4~6 肋软骨前部,第 4~5 肋间隙相邻(心包裸区)。
- 后方:主支气管、胸主动脉、食管、左迷走神经、胸导管、奇静脉、半奇静脉。
- 两侧:肺、纵隔胸膜、膈神经、心包膈血管。
- 下面:下腔静脉、膈中心腱。
- 上方:升主动脉、肺动脉干、上腔静脉。

7. 心
- 位置:位于中纵隔,2/3 在正中线左侧,1/3 在正中线右侧。
- 毗邻:大致与心包相似,但其上界低于心包,有出入心的大血管及肺根与之相邻。

出入心的大血管
- 6 条静脉:上腔静脉、下腔静脉、4 条肺静脉。
- 2 条动脉:主动脉、下腔静脉、4 条肺静脉。

8. 心体表投影:可用四点连线表示。

心体表投影
- 右上点:右第 3 肋软骨上缘,距胸骨右缘 1cm。
- 右下点:右第 6 胸肋关节处。
- 左上点:左第 2 肋软骨下缘距胸骨左缘 1.2cm。
- 左下点:左第 5 肋间隙,距正中线 7~9cm。

9. 食管胸部毗邻
- 前方:气管、气管杈、左喉返神经、左主支气管、右肺动脉、心包、左心房、膈。
- 后方:脊柱胸段及食管后间隙(含奇静脉、半奇静脉、副半奇静脉、胸导管、胸主动脉、右肋间后动脉)。
- 左侧:左颈总动脉、左锁骨下动脉、主动脉弓末段、胸主动脉、胸导管上份、左纵隔胸膜。
- 右侧:奇静脉弓、右纵隔胸膜。
- 两侧:迷走神经于肺根后方下行。
  - 左侧迷走神经:于食管前方形成食管前丛→迷走神经前干 ┐
  - 右侧迷走神经:于食管后方形成食管后丛→迷走神经后干 ┘ → 食管裂孔入腹腔。

ZHI SHI TUO ZHAN

知识拓展

一、乳腺癌

乳腺癌是女性乳房最常见的肿瘤。发病年龄以 40~60 岁居多,其中又以 45~49 岁更年期的女性,以及 60~64 岁的女性发病最多。其发病原因与性激素的变化有很大关系。

乳腺癌早期表现是患乳出现无痛、单发的小肿块,肿块质地硬,表面不光滑,与周围组织粘连,边界不清楚。因患者早期并无自觉症状,肿块常是被无意中发现的。

乳腺癌肿块增长较快,常侵及周围组织引起乳房外形改变,如癌肿侵及乳房悬韧带(Cooper 韧带),因该韧带一端连于皮肤和浅筋膜浅层,另一端连于浅筋膜深层,无伸展性,故牵拉乳房皮肤内陷,使乳房表面呈"橘皮样"改变,是乳腺癌的重要体征之一。乳腺癌晚期,肿块可突出于乳房表面,并可侵及胸筋膜和胸肌,以致癌肿固定于胸壁而不能移动。

乳腺癌多经淋巴转移。女性乳房淋巴管丰富,淋巴主要回流入腋淋巴结。乳房外侧部和中央部淋巴管注入腋淋巴结的胸肌淋巴结;上部淋巴管注入腋淋巴结的尖淋巴结和锁骨上淋巴结;内侧部淋巴管,一部分注入胸骨旁淋巴结,一部分与对侧乳房的淋巴管吻合;下部淋巴管注入膈上淋巴结。乳腺癌淋巴转移早期多见于腋淋巴结。最初可在腋窝触及肿大的淋巴结,数目较少,质硬,无痛,可移动,以后可触及多个肿大的淋巴结,并粘连成团,与皮肤或深层组织粘连。若大量癌细胞阻塞腋淋巴管,可引起上肢淋巴性水肿。

目前对于乳腺癌的治疗原则是尽早施行手术,并辅以化疗和放疗等综合措施。手术治疗则实施乳癌根治切除术。要求整块切除全部乳腺组织,包括癌肿部位及其边缘外 3～5cm 的皮肤,胸大、小肌,腋淋巴结和锁骨下淋巴结及其软组织等。该手术创伤性较大,术中应注意保护下列结构:①头静脉。在切断胸大肌止点时应避免损伤头静脉。该静脉是上肢浅静脉主干,同时有许多淋巴管与其伴行,保护好该静脉及其周围淋巴管可减轻术后上肢水肿及其合并症的发生。②腋窝内的重要血管、神经。清扫腋淋巴结时应避免撕裂腋静脉,损伤腋动脉和臂丛神经;对肩胛下动、静脉,若无明显癌肿转移,应尽量保留该血管及支配肩胛下肌、大圆肌与背阔肌的同名神经,以及支配前锯肌的胸长神经。③胸廓内动脉穿支。在切除附着于胸骨及肋骨的胸小肌纤维及整块乳腺组织时,应避免用力牵拉损伤胸廓内动脉穿支,以免血管断裂缩回,造成止血困难。

二、肺癌

肺癌多数源于支气管黏膜上皮,亦称支气管癌。其病因至今尚未明了,长期大量吸烟是肺癌的重要致病因素。癌肿发生后,可向支气管腔内或邻近的肺组织生长,并可通过淋巴、血液或支气管转移。起源于主支气管或肺叶支气管的肺癌,位置靠近肺门者称为中央型肺癌;起源于肺段支气管以下的肺癌,位于肺的周围部,称为周围型肺癌。

肺癌早期,特别是周围型肺癌往往没有任何症状。待癌肿在较大的支气管长大后,常出现刺激性咳嗽,若影响支气管引流继发肺部感染时,可咳脓痰,常痰中带血。有的肺癌患者,由于癌肿阻塞较大的支气管,可出现胸闷、气促、发热和胸痛等症状。

肺癌早期诊断、早期治疗是获得较好疗效的关键。X线检查,中央型肺癌早期可无异常征象,当癌肿阻塞支气管后,影响引流,有关肺段或肺叶出现肺炎征象。若支气管管腔完全被阻塞,则引起肺叶萎陷,或一侧全肺不张。周围型肺癌X线检查可发现肺野周围孤立性圆形或椭圆形阴影。由于脱落的肺癌细胞可随痰液咳出,痰细胞学检查,可找到癌细胞。支气管镜检查可在支气管腔内直接看到肿瘤,并可取小块组织进行病理学检查。

肺癌可由支气管壁向支气管腔内生长,也可直接扩散侵入邻近的肺组织,以及侵犯胸腔内其他组织和器官。例如,压迫或侵犯喉返神经,可引起声音嘶哑;压迫或侵犯膈神经,可引起同侧膈肌麻痹;侵犯胸膜可引起血性胸水,大量积液,可引起气促,有时侵犯胸膜和胸壁可引起剧烈胸痛;侵入纵隔,可压迫食管,引起吞咽困难,压迫上腔静脉,可引起面部、颈部、上肢和上胸部静脉怒张,皮下组织水肿。

肺癌常见的扩散途径是经淋巴转移。癌细胞首先侵入肺淋巴管,然后进入肺淋巴结,支气管肺淋巴结,气管支气管下、上淋巴结,以及纵隔和气管旁淋巴结,最后累及锁骨上淋巴结。由于胸部气管旁淋巴结与颈部气管旁淋巴结之间有淋巴管相通,而后者则注入颈深下淋巴结,所以癌肿可转移至锁骨上淋巴结。临床上可见到肺癌转移至对侧锁骨上淋巴结,即所谓交叉转移,这可能是双侧气管旁淋巴结或纵隔淋巴结之间有淋巴管相通连所致。

肺癌晚期可经血液转移。癌细胞可直接进入肺静脉,随体循环经血液转移至全身各器官和组织,如肝、骨骼、脑、肾等。

肺癌的治疗主要采用手术治疗、放射治疗和药物治疗。手术治疗适用于早期患者,主要目的是彻底切除原发癌肿和清扫局部及纵隔淋巴结。若患者癌肿已转移至双侧锁骨上淋巴结,已不宜作手术治疗。若为早期患者,可经左第6肋行后外侧标准胸部切口进胸,行左肺下叶切除。手术时患者取右侧卧位,切口自脊柱旁向前下,沿左第6肋切至肋软骨处,依次切开皮肤、浅筋膜、深筋膜,自肩胛下角之后,在肌组织薄弱的"听三角"处切开胸壁肌层,向前切开背阔肌和前锯肌,向后上切断斜方肌和菱形肌,暴露肋骨;切开肋骨外面骨膜,分离肋骨内面骨膜,将肋骨切除,切开肋骨内面骨膜,显露壁胸膜,切开壁胸膜,即进入胸腔。

三、食管癌

食管癌是常见的恶性肿瘤之一,其病因目前不甚明了。早期食管癌病灶很小,局限于食管黏膜内,故早期患者并无吞咽困难,但可有咽下食物哽噎感或异样感。随着癌肿增大,累及食管全周,突入腔内,患者出现进行性吞咽困难,初时对固体食物,而后对半流质、流质也有困难,因此患者严重营养不良、脱水而逐渐消瘦。由于食管黏膜受损,出现水肿、糜烂,继发感染,所以吞咽时出现胸骨后灼痛、钝痛。癌肿可穿透食管壁,侵入纵隔或心包等食管外组织,引起持续性胸痛等一系列症状。如侵犯喉返神经,引起声音嘶哑;若侵犯胸主动脉,引起大量呕血;如侵入气管,形成食管气管瘘,食物反流入呼吸道,可引发阵发性咳嗽,进食时呛咳及肺部感染等。

食管癌主要经淋巴转移。食管的毛细淋巴管互相吻合成黏膜下淋巴管丛,由丛形成集合淋巴管注入邻近的淋巴结。食管颈部注入气管旁淋巴结,食管胸部上段注入气管支气管淋巴结和气管旁淋巴结,而下段注入纵隔后淋巴结和胃左淋巴结。因此,食管癌可经上述淋巴通道转移至这些局部淋巴结,继而广泛转移至全身,上至颈部淋巴结,下至腹主动脉周围淋巴结。另外,癌肿亦可经局部淋巴结直接入胸导管,经血液转移。

早期做食管吞钡X线检查可及时诊断食管癌,对临床怀疑而未能确诊者,食管镜检查并取组织做病理检查,可明确诊断。如颈部淋巴结肿大,可取淋巴结病理检查,以确定是否转移。

食管癌应强调早期发现、早期诊断、早期治疗。治疗原则仍是以手术治疗、放疗、化疗及综合治疗为主。

四、肺脓肿

肺脓肿是由病原菌引起的肺部化脓性感染,早期为肺组织的炎症,而后肺组织坏死、液化形成脓肿。临床特征为高热、咳嗽,脓肿破溃入支气管后咳大量脓臭痰。

临床上,肺脓肿可分为吸入性肺脓肿、继发性肺脓肿和血源性肺脓肿三类。病原体经口、鼻、咽腔吸入为吸入性肺脓肿发病的最主要原因;细菌性肺炎、支气管扩张、支气管肺癌及肺结核空洞继发感染形成脓肿,以及肺周围器官化脓性病灶破溃入肺形成肺脓肿,是继发性肺脓肿的原因;病原菌经血行入肺,引起脓肿,是血源性肺脓肿的原因。

急性肺脓肿患者多有齿及口、咽部感染灶或手术史。吸入性肺脓肿常局限于某一肺段,其发病部位往往与主支气管的解剖特点有关。右主支气管管径较粗,走向较陡直,故吸入物易入右肺,在仰卧位时易进入右肺上叶后段和下叶上段,在坐位时易进入右肺下叶后基底段,在右侧位时易进入右肺上叶的前段或后段。

肺脓肿系急性化脓性感染,患者会出现高烧、寒战、精神萎靡等全身中毒症状,以及白细胞计数增高,特别是中性粒细胞比例增高。当炎症累及胸膜时可引起胸痛。

肺脓肿的诊断一般并不困难。对有口腔手术史,突发高热、畏寒、咳嗽并咳大量脓臭痰,且白细胞计数增高,特别是中性粒细胞比例增高,X 线显示浓密的炎性阴影中有空腔、液平的患者,即可作出肺脓肿的诊断。

该病的治疗原则应是使用足量有效的抗生素,痰液通畅引流及全身综合治疗。

FU XI SI KAO TI
复习思考题

1.乳房在结构上有哪些特征? 乳房脓肿切开引流时如何选择手术切口? 为什么?

2.在胸部腋后线第 9 肋间隙进行胸膜腔穿刺时,穿刺针由浅入深依次经过哪些层次?

3.以肺根为中心,比较纵隔左、右侧面的异同。

4.后纵隔内有哪些纵行结构和横行结构?

5.归纳胸骨角平面的重要结构。

第四章　腹　部

【学习目标】

1.**掌握**:腹部的分区;剑突、肋弓、髂前上棘、髂嵴、耻骨联合上缘等骨性标志;白线、腹股沟韧带、半月线等。

2.**熟悉**:成人腹腔主要器官在腹前壁的投影。

3.**了解**:腹膜和腹膜腔的概念;腹腔脏器。

4.**掌握**:浅筋膜的特点(浅静脉的流注,皮神经的分布);前外侧壁三层扁肌层次、纤维方向、形成的结构;腹直肌的位置;腹直肌鞘和腹白线;腹股沟区的境界与层次结构;腹股沟管的位置、构成、体表投影及通过的内容;髂腹下神经、髂腹股沟神经及腹壁下动脉的行程;Hesselbach 三角。

5.**熟悉**:腹前外侧壁的基本层次。腹横筋膜的形成物。腹直肌鞘内、腹内斜肌与腹横肌之间走行的血管和神经。

6.**了解**:腹前外侧壁主要切口的层次结构。

7.**掌握**:胃位置、毗邻,胃的网膜(网膜囊与网膜孔)和韧带、胃的血管。十二指肠大乳头的位置。肝的毗邻、肝的韧带、肝周间隙、肝门与肝蒂。胆囊的位置、毗邻,胆囊动脉和胆囊三角。胆总管的分段与各段的毗邻。胰头、颈、体的毗邻。脾的位置、韧带、脾蒂及脾血管。肝门静脉的组成、毗邻、属支及收纳范围。

8.**熟悉**:胃的神经;十二指肠形态与分部。

9.**了解**:胃、肝、胰、脾的淋巴引流;肝的分叶与分段。

10.**掌握**:肠系膜的形态;肠系膜上、下动脉的分支分布;盲肠与阑尾的位置、血管;阑尾根的体表投影;边缘动脉。

11.**熟悉**:结肠的分部,各部与腹膜的关系,两曲的毗邻;阑尾位置变化。

12.**了解**:系膜三角;肠管的神经、淋巴引流。

13.**掌握**:腹后间隙的范围及内容;肾的毗邻,肾蒂;输尿管的狭窄部位;腰交感干的位置。

14.**熟悉**:肾的位置、被膜;输尿管的行程、毗邻、狭窄;腹主动脉的位置和分支分布;下腔静脉的位置与属支;生殖腺静脉的行程和注入部位。

15.**了解**:肾动脉的分支及肾段的概念;肾上腺的位置、形态、毗邻。

第一节　概　论

腹部位于胸部与盆部之间,包括腹壁、腹腔和腹腔脏器等。

一、境界

1.腹部

上界:由剑突、肋弓、第11肋前端、第12肋下缘至第12胸椎围成。

下界:耻骨联合上缘、耻骨嵴、耻骨结节、腹股沟韧带、髂嵴至第5腰椎下缘的连线。

2.腹腔

概念:指膈以下,盆膈以上,腹前、后壁之间的腔。

区分 { 固有腹腔(一般讲的腹腔) / 盆腔 } 骨盆上口

二、分区

1.腹壁分区

腹前壁(腹前外侧壁):腋后线以前。

腹后壁:腋后线以后。

2.腹部分区

九分法 { 标志线:以两条水平线及两条垂线将腹部分为九区。 / 水平线 { 上水平线:经过两侧肋弓下缘最低点连线。 / 下水平线:经过两侧髂结节的连线。 } / 垂直线:经过腹股沟韧带中点的垂线。 }

九区法 { 上腹部 { 中间部:腹上区。 / 两侧:左季肋区和右季肋区。 } / 中腹部 { 中间部:脐区。 / 两侧:左外侧区和右外侧区。 } / 下腹部 { 中间部:腹下区。 / 两侧:左髂区和右髂区。 } }

四分法 { 标志线:通过脐的垂直线和水平线。 / 四区:左、右上腹部和左、右下腹部。 }

第二节　腹前外侧壁

腹前外侧壁的层次(浅→深):皮肤、浅筋膜、肌层、腹横筋膜、腹膜下筋膜、壁腹膜。

一、浅层结构

1.皮肤

2.浅筋膜

浅筋膜由脂肪和疏松结缔组织构成。

脐以下分为两层 $\begin{cases}\text{浅层:脂肪层(Camper 筋膜)。}\\\text{深层:膜样层(Scarpa 筋膜)与阴茎浅筋膜、阴囊肉膜、会阴浅筋膜}\\\qquad\text{(Colles 筋膜)相延续。}\end{cases}$

浅筋膜内结构:腹壁浅动、静脉,浅淋巴管和皮神经。

浅动脉 $\begin{cases}\text{腹侧壁:肋间后动脉、肋下动脉、腰动脉的分支。}\\\text{正中线附近的腹前壁:腹壁上、下动脉的分支。}\\\text{腹前壁下半:腹壁浅动脉、旋髂浅动脉。}\end{cases}$

浅静脉 $\begin{cases}\text{脐以上:胸腹壁静脉→腋静脉。}\\\text{脐以下:腹壁浅静脉→大隐静脉。}\\\text{脐区:附脐静脉→肝门静脉。}\end{cases}$

浅淋巴管 $\begin{cases}\text{脐以上:注入腋淋巴结。}\\\text{脐以下:注入腹股沟浅淋巴结。}\end{cases}$

皮神经 $\begin{cases}\text{第 7~11 肋间神经与肋下神经的前及外侧皮支,髂腹下神经。}\\\text{节段性:第 7 肋间神经→剑突平面;第 10 肋间神经→脐平面;第 1 腰神经→腹}\\\qquad\text{股沟韧带上方。}\end{cases}$

二、深层结构

1.肌层

腹直肌:位于腹前壁正中线两侧(腹直肌鞘、弓状线、半月线、白线、腱划)。

腹外斜肌:腹前外侧壁浅层(腹股沟管浅环,内、外侧脚,脚间纤维,反转韧带,精索外筋膜,腹股沟韧带,腔隙韧带,耻骨梳韧带)。

腹内斜肌:腹外斜肌深面(腹股沟镰、提睾肌)。

腹横肌:腹内斜肌深面(腹股沟镰、提睾肌)。

2.腹壁深层的血管、淋巴和神经

深层结构 $\begin{cases}\text{动脉}\begin{cases}\text{第 7~11 对肋间后动脉、肋下动脉、腰动脉(行于腹内斜肌与腹横肌}\\\qquad\text{之间)。}\\\text{腹壁上部:腹壁上动脉。}\\\text{腹壁下部:腹壁下动脉、旋髂深动脉。}\end{cases}\\\text{静脉:与同名动脉伴行。}\\\text{淋巴}\begin{cases}\text{腹壁上部:注入胸骨旁淋巴结。}\\\text{腹壁下部:注入髂外淋巴结。}\end{cases}\\\text{神经}\begin{cases}\text{第 7~12 胸外神经前支:肌支→腹前外侧壁肌;前、外侧皮支按节段}\\\qquad\qquad\text{分布。}\\\text{髂腹下神经、髂腹股沟神经、生殖股神经的生殖支。}\end{cases}\end{cases}$

腹股沟三角(Hesselbach 三角) ｛构成:腹壁下动脉、腹直肌外缘、腹股沟韧带内侧半围成。
临床意义:腹股沟直疝经此三角突出。

3.腹横筋膜:衬于腹横肌深面,形成腹股沟管深环、精索内筋膜,与腹横肌结合疏松,与腹直肌鞘后层紧密相连。

4.腹膜下筋膜(腹膜外脂肪):位于腹横筋膜与壁腹之间的疏松结缔组织。

5.壁腹膜:位于腹前外侧壁最内层,在脐以下,壁腹膜形成 5 条皱襞。

｛脐正中襞:内有脐正中韧带←脐尿管。
脐内侧襞:内有脐动脉索←脐动脉。
脐外侧襞: (内有腹壁下血管
(腹壁下动脉襞) ｛内侧:腹股沟内侧窝,浅面适对腹股沟三角。
外侧:腹股沟外侧窝,浅面适对腹股沟管深环。

三、腹股沟区

1.境界

上界:髂前上棘至腹直肌外侧缘的水平线。

内侧界:腹直肌外侧缘。

下界:腹股沟韧带。

2.腹股沟管

位置:位于腹股沟韧带内侧半上方(长 4～5cm)。

组成 ｛
四壁 ｛前壁:腹外斜肌腱膜,外 1/3 有腹内斜肌起始部。
后壁:腹横筋膜,内 1/3 有联合腱。
上壁:腹内斜肌与腹横肌的弓状下缘。
下壁:腹股沟韧带。
两口 ｛内口:深环,腹横筋膜形成的卵圆形孔。
外口:浅环,腹外斜肌腱膜在耻骨结节外上方构成三角形裂隙。

内容 ｛(男)精索和髂腹股沟神经。
(女)子宫圆韧带和髂腹股沟神经。

第三节　　腹膜腔与腹腔脏器

腹膜是由间皮及少量结缔组织构成的浆膜,覆盖于腹盆壁内面、膈下面和腹盆脏器表面,分为壁腹膜和脏腹膜。

腹膜腔 ｛构成:由腹膜脏、壁两层围成的潜在腔隙。
分区的标志:以横结肠及其系膜为界。

腹膜腔 ｛结肠上区(膈下间隙)。
结肠下区。

一、结肠上区

结肠上区 { 位置:膈与横结肠及其系膜之间。
相关器官:食管腹段、胃、肝、肝外胆道、脾。十二指肠和胰大部分位于腹膜后隙,并入此区介绍。

(一)胃

1.位置:大部分位于左季肋区,小部分位于腹上区。

2.毗邻 {
胃前壁 {
右侧份:邻左半肝。
左侧份 {
上部:邻膈。
下部:接触腹前壁,称胃前壁游离区。
}
}
胃后壁:隔网膜囊与左肾上腺、左肾、胰、脾、横结肠及其系膜相毗邻,这些器官形成胃床。
}

3.网膜与韧带

大网膜 {
构成:连于胃大弯与横结肠之间,由四层腹膜形成,前两层由胃前、后壁的腹膜自胃大弯下延而成,至脐平面或稍下方,向后返折,向上附着于横结肠形成后两层。
胃结肠韧带:成人大网膜前两层和后两层常愈合,使前两层上部直接由胃大弯连至横结肠形成胃结肠韧带。
}

韧带 {
胃脾韧带:胃大弯左侧部与脾门之间的双层腹膜结构,内有胃短血管和胃网膜左血管。
胃膈韧带:胃底连于膈下面的腹膜结构。
肝胃韧带:膈、肝静脉韧带裂与胃小弯之间双层腹膜结构,与肝十二指肠韧带共同组成小网膜。
胃胰襞:胃小弯近侧端向胰体上缘呈弓形弯曲的腹后壁腹膜皱襞,内有胃左静脉。
胃胰韧带:幽门窦后壁至胰头、胰颈、颈体移行部的腹膜皱襞。
}

4.血管与淋巴

(1)动脉 {
胃的动脉:均来自腹腔干及其分支,先形成两个动脉弓,再分支至胃。
胃左动脉:腹腔干的分支　}　形成胃小弯动脉弓,分布于小弯侧的胃前、后壁。
胃右动脉:肝固有动脉的分支
胃网膜左动脉:脾动脉的分支　}　形成胃大弯动脉弓,分布于大弯侧的
胃网膜右动脉:胃十二指肠动脉的分支　胃前、后壁及大网膜。
胃短动脉:脾动脉的分支,经胃脾韧带分布于胃底部前、后壁。
胃后动脉:脾动脉的分支,经胃膈韧带分布于胃底后壁。
}

(2)静脉

胃的静脉:多与同名动脉伴行,最后均汇入肝门静脉系统。

$$
胃的静脉
\begin{cases}
胃右静脉→肝门静脉。\\
胃左(冠状)静脉→肝门静脉或脾静脉。\\
胃网膜右静脉→肠系膜上静脉。\\
\left.\begin{array}{l}胃网膜左静脉\\胃短静脉\\胃后静脉\end{array}\right\}脾静脉。
\end{cases}
$$

(3)淋巴

胃的淋巴管:分区回流至胃大、小弯血管周围的淋巴结群,各淋巴结群多沿同名动脉排列,收纳相应动脉分布区的淋巴管,最后汇入腹腔淋巴结。

胃小弯侧胃壁淋巴→胃左、右淋巴结→

胃大弯侧胃壁淋巴 { 胃网膜右淋巴结→幽门下淋巴结→ / 胃网膜左淋巴结→脾淋巴结→

胃底部淋巴→脾淋巴结(脾门附近)→胰上淋巴结→ →腹腔淋巴结。

贲门附近淋巴→贲门淋巴结(贲门周围)→

幽门部淋巴→幽门上、下淋巴结(幽门上下)→

5.神经

$$
神经
\begin{cases}
交感神经:腹腔丛分支,随腹腔干分支分布。抑制胃蠕动和分泌,增强幽门括约\\
\quad 肌张力,使胃血管收缩。\\
副交感神经:迷走神经前、后干经食管裂孔进入腹部,胃支增强胃的蠕动,促进胃\\
\quad 酸和胃蛋白酶的分泌。\\
内脏传入纤维\begin{cases}胃的感觉神经纤维→交感神经、副交感神经→脊髓、延髓。\\胃的痛觉→交感神经→腹腔丛→脊髓。\\胃的牵拉感、饥饿感→迷走神经→延髓。\end{cases}
\end{cases}
$$

(二)十二指肠

1.位置:位于第1～3腰椎右前方,紧贴腹后壁,起自胃的幽门,于十二指肠空肠曲续空肠。

2.分部

(1)上部

位置:自幽门行向右后上方,至肝门下方转向下行,形成十二指肠上曲,续降部。

结构:十二指肠球,为上部近侧段,黏膜平坦,无环状襞,钡餐X线下呈底朝向幽门的三角形阴影。

$$
毗邻
\begin{cases}
前上方:肝方叶、胆囊、肝十二指肠韧带及其后方的网膜孔。\\
下方:胰头、胰颈。\\
后方:胆总管(十二指肠后段)、胃十二指肠动脉、肝门静脉及下腔静脉。
\end{cases}
$$

(2)降部

位置:始于十二指肠上曲,沿脊柱右侧下降至第3腰椎,折向左形成十二指肠下曲,续水平部。

结构:管腔后内侧壁有十二指肠纵襞,其上端有十二指肠大乳头,为肝胰壶腹开口,其上方常可见十二指肠小乳头,为副胰管的开口。

毗邻 {
前方:横结肠及其系膜跨过。
后方:右肾门、右肾血管、右输尿管。
内侧:胰头、胰管、胆总管(胰腺段)。
外侧:结肠右曲。
}

(3)水平部

位置:自十二指肠下曲向左横过第3腰椎,至其左侧移行于升部。

毗邻 {
上方:胰头。
前方 {
右侧份:与小肠襻相邻。
左侧份:小肠系膜根及其中的肠系上血管跨过。
}
后方:右侧输尿管、下腔静脉、腹主动脉和脊柱。
}

(4)升部

位置:由水平部斜向左上至第2腰椎左侧,折向前下形成十二指肠空肠曲续空肠。

结构 {
十二指肠上襞(十二指肠空肠襞):是十二指肠空肠曲左侧至横结肠系膜根下方的腹膜皱襞,为确认空肠起点的标志。
十二指肠悬肌(十二指肠悬韧带或 Treitz 韧带)位于十二指肠上襞的右上方深部,由纤维组织和肌组织构成,有上提和固定十二指肠空肠曲的作用。
}

毗邻:右侧邻胰头和腹主动脉。

3.血管

动脉:胰十二指肠上前、后动脉及胰十二指肠下动脉。

静脉:多与动脉伴行,胰十二指肠上后静脉→肝门静脉,其余均汇入肠系膜上静脉。

(三)肝

1.位置:大部分位于右季肋区和腹上区,小部分位于左季肋区。

2.毗邻:

膈面 {
左、右肋弓之间的部分:与腹前壁相贴。
右半肝:借膈与肋膈隐窝、右肺底相邻。
左半肝:借膈与心膈面相邻。
}

后缘:近左纵沟与食管相接触。

脏面:胆囊、下腔静脉、右肾上腺、右肾、结肠右曲、十二指肠上部、幽门、胃前面小弯侧。

3.肝的韧带

肝的韧带 {
膈面 {
冠状韧带与左、右三角韧带。
镰状韧带、肝圆韧带。
}
脏面 {
肝胃韧带。
肝十二指肠韧带。
}
}

4.膈下间隙

位置:膈与横结肠及其系膜之间。

分部 {
肝上间隙 {
右肝上间隙、膈下腹膜外间隙。
左肝上间隙:分为左肝上前间隙与左肝上后间隙。
}
肝下间隙 {
右肝下间隙。
左肝下间隙:分为左肝下前间隙与左肝下后间隙。
}
}

5.肝门

第一肝门,为肝的脏面横沟,有肝左、右管,肝固有动脉左、右支,肝门静脉左、右支,淋巴管及神经等出入。

第二肝门,肝膈面腔静脉沟上部,肝左、中、右静脉出肝处。

第三肝门,腔静脉沟下部,肝右后下静脉及尾状叶静脉出肝处。

6.肝蒂

定义:出入肝门的肝管、肝固有动脉、肝门静脉、淋巴管、神经等结构的总称。

$$结构和位置关系\begin{cases}前:肝左、右管。\\中:肝固有动脉左、右支。\\后:肝门静脉左、右支。\end{cases}$$

7.肝分叶与分段

(1)依据肝外形:将肝分为肝左叶、肝右叶、方叶、尾状叶。这种分法与肝内管道的分布不完全相符,远不能满足肝内占位性病变定位诊断和手术治疗的需要。

(2)Glisson 系统:为肝内管道系统之一,肝门静脉、肝动脉、胆管在肝内的分支、属支伴行,被结缔组织包绕构成 Glisson 系统。肝内若干平面缺少 Glisson 系统分布,称这些平面为肝裂,为肝分叶、分段的自然境界。结合肝外形作为肝分叶、分段的基础,将肝分为左、右半肝,5 叶,8 段。

Gouinaud 肝段:

$$左半肝\begin{cases}尾状叶(段Ⅰ)。\\左外叶\begin{cases}左外上段(段Ⅱ)。\\左外下段(段Ⅲ)。\end{cases}\\左内叶(段Ⅳ)。\end{cases}$$

$$右半肝\begin{cases}右前叶\begin{cases}右前下段(段Ⅴ)。\\右前上段(段Ⅷ)。\end{cases}\\右后叶\begin{cases}右后下段(段Ⅵ)。\\右后上段(段Ⅶ)。\end{cases}\end{cases}$$

(四)肝外胆道

组成:肝左、右管,肝总管,胆囊,胆总管。

$$胆囊\begin{cases}形态:梨形囊状器官,容量为 40\sim60ml。\\位置与毗邻:肝右叶下面胆囊窝内,上方为肝,下后方为十二指肠和横结肠,左侧为幽门,右侧为结肠右曲,前方是胆囊底贴腹前壁。\\分部:底、体、颈、管 4 部。\\胆囊底体表投影:右锁骨中线(右腹直肌外缘)与右肋弓交点。\\胆囊管:是胆囊颈的延续,与肝总管合成胆总管。\end{cases}$$

胆囊三角:由胆囊管、肝总管和肝的脏面围成。

胆囊动脉:常于胆囊三角内,起自肝固有动脉右支。胆囊三角是寻找胆囊动脉的标志。

2.肝管、肝总管及胆总管

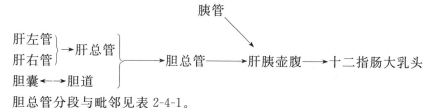

胆总管分段与毗邻见表2-4-1。

表 2-4-1　胆总管分段与毗邻

分　段	位　置	毗　邻
十二指肠上段	肝十二指肠韧带右缘内,胆总管起始部至十二指肠上部上缘	左侧为肝固有动脉,左后为肝门静脉
十二指肠后段	十二指肠上部后方	后方为下腔静脉,左方为肝门静脉
胰腺段	胰头后方	此段上部多由胰头后方经过;下部多被薄层胰组织覆盖,位于胆总管沟中
十二指肠壁段	斜穿十二指肠降部后内侧壁的一段	与胰管汇合形成略膨大的肝胰壶腹(Vater壶腹),经十二指肠大乳头开口于十二指肠

Oddi 括约肌的组成 { 胆总管括约肌。/ 胰管括约肌。/ 肝胰壶腹括约肌。

(五)胰

位置:位于腹上区和左季肋区的深部紧贴腹后壁,横过第1～2腰椎的前方。

毗邻 { 右侧端:胰头被十二指肠环抱。/ 左侧端:胰尾靠近脾门。/ 前面:隔网膜囊与胃后壁相邻。

后面 {
胰头:邻胆总管、右肾静脉及下腔静脉。
胰颈:邻肠系膜上静脉及其与脾静脉合成的肝门静脉。
胰体:邻脾静脉、腹主动脉、左肾上腺及左肾。
胰管:位于胰腺实质内,横贯胰腺全长,在胰头右缘与胆总管合成肝胰壶腹,经十二指肠大乳头开口于十二指肠腔。
副胰管:位于胰头上部,开口于十二指肠小乳头。
}

(六)脾

形态与毗邻 {
两端 { 后上端(极):平第9肋上缘,距后正中线4～5cm。/ 前下端(极):平第11肋,达腋中线。
两面 { 膈面:隆凸与膈及膈结肠韧带相接触。/ 脏面:前上份邻胃底,后下份邻左肾上腺、左肾,脾门邻近胰尾。
两缘 { 上缘:有1～3个脾切迹。/ 下缘:较钝。
位置:左季肋区的肋弓深处,第9～11肋内面,长轴与第10肋一致。
}

脾的韧带 {
胃脾韧带:内有胃短动、静脉,胃网膜左动、静脉。
脾肾韧带:是自脾门至左肾前面的双层腹膜结构,内有脾血管、淋巴结、神经、胰尾等。
膈脾韧带:是脾肾韧带向上延至膈下面的腹膜结构。
脾结肠韧带:位于脾前端与结肠左曲之间。
}

二、结肠下区

结肠下区 {
位置:横结肠及其系膜与小骨盆上口之间。
相关的器官:空肠、回肠、盲肠、阑尾、结肠。
}

(一)空肠与回肠

1.空肠与回肠的区别见表 2-4-2。

表 2-4-2　空肠与回肠的区别

项目	空肠	回肠
位置	结肠下区左上部,占近侧 2/5	结肠下区右下部,占远侧 3/5
管径	较粗	较细
黏膜皱襞	高而密	低而疏
管壁	较厚	较薄
颜色	较红	稍白
淋巴滤泡	孤立	孤立与集合
系膜血管弓	1～2 级	3～4 级
系膜内脂肪	少	多

2.肠系膜与肠系膜窦

(1)肠系膜 {
构成:将空、回肠固定于腹后壁的双层腹膜结构,内含血管、神经、淋巴管、淋巴结、脂肪等。
形态与附着:呈扇形,附着于腹后壁处称小肠系膜根,自第 2 腰椎左侧斜向右下至右骶髂关节前方,长约 15cm。系膜的肠缘长约 410cm。
系膜三角:空、回肠几乎完全被腹膜包绕,仅肠管的系膜缘处无腹膜覆盖,此处肠壁与两层系膜之间形成一个三角形区域称系膜三角。
}

(2)肠系膜窦:小肠系膜根将横结肠及其系膜和升、降结肠之间的区域,分为左、右肠系膜窦,其分布、位置、形态和临床意义见表 2-4-3。

表 2-4-3　肠系膜窦的分布、位置、形态和临床意义

分部	位置	形态	临床意义
右肠系膜窦	位于小肠系膜根、升结肠、横结肠及其系膜右 2/3 部之间	三角形,周围几乎封闭	感染积脓时不易扩散
左肠系膜窦	介于小肠系膜根、横结肠及其系膜左 1/3 部、降结肠、乙状结肠及其系膜间	略呈斜方形,下方开口通盆腔	感染时脓液易蔓延入盆腔

3.血管、淋巴

(1)血管

动脉:空、回肠动脉(12～18条)为肠系膜上动脉的分支,彼此吻合成动脉弓,末级弓发出直动脉分布到相应肠管。

静脉:与动脉伴行,最后汇入肠系膜上静脉。

(2)淋巴:始于肠绒毛的中央乳糜管→肠系膜淋巴结(沿空、回肠动脉及其分支排列)→肠系膜上淋巴结(同名动脉根部周围)→腹腔淋巴结→肠干。

4.Meckel憩室:位于回肠末段,距回盲瓣50～100cm处的囊状突起,出现率约2%,是胚胎卵黄囊管近侧端残留未闭所致,如有溃疡或炎症与阑尾炎症状相似。

(二)盲肠与阑尾

1.盲肠

位置:通常位于右髂窝内,但高位可至肝下,低位可入盆腔,甚至位于左下腹。左侧接回肠,向上续升结肠。

形态结构:形似囊袋突向下,肠壁外面有3条结肠带,分别位于前、后内、后外。3条结肠带在盲肠下端的会聚点续阑尾根部,是临床手术寻找阑尾根部的标志。

回盲瓣:在回肠通入盲肠的回盲口处形成上、下两个半月形黏膜皱襞。

回盲部:是回肠末端、盲肠及阑尾的统称,是肠套叠易发部位。

2.阑尾

$$\text{阑尾}\begin{cases}\end{cases}$$

形态:呈蚯蚓状的盲管,根部附着于盲肠后内侧壁3条结肠带的汇合点,远端游离为盲端,长约2～20cm(一般为5～7cm)。

系膜:呈三角形,连于小肠系膜下部与阑尾之间,内有血管、神经、淋巴管等。

位置:多位于右髂窝内,但可随盲肠的位置变化而改变。其远端游离活动,位置不恒定,有回盲前位、盆位、盲肠后位、回肠后位、盲肠下位等。少数特殊位置,如部分或全部位于腹膜的后面(称腹膜外位阑尾)、位于盲肠壁浆膜与肌层之间(称盲肠壁浆膜下阑尾)以及左下腹位等。

动脉:起自回结肠动脉,经回肠末端后方进入阑尾系膜,沿系膜游离缘行走分支到阑尾。

静脉:与动脉伴行,经回结肠静脉→肠系膜上静脉→肝门静脉。

阑尾根部体表投影:

(1)McBurney点:脐与右髂前上棘连线的中、外1/3交点。

(2)Lanz点:左、右髂前上棘间线的右、中1/3交点。

(三)结肠

1.结肠的分部、位置、特点与毗邻见表2-4-4

表 2-4-4　结肠的分部、位置、特点与毗邻

分部	位置	特点	毗邻
升结肠	位于腹腔右外侧区,自右髂窝续盲肠至右季肋区肝右叶下方的结肠右曲	属腹膜间位器官,活动性小	内侧为右肠系膜窦、回肠襻,外侧为右结肠旁沟
横结肠	位于腹腔中部,结肠左、右曲之间(结肠左曲在左季肋区脾的前端)	呈下垂弓形,属腹膜内位器官,借横结肠系膜连于腹后壁,活动性较大	上方邻肝、胃,下方邻空、回肠
降结肠	位于腹腔左外侧区,自结肠左曲至左髂嵴	属腹膜间位器官,活动性较小	内侧为左肠系膜窦、空肠襻,外侧为左结肠旁沟
乙状结肠	左髂嵴至第 3 骶椎平面	弯曲,呈"乙"字形,属腹膜内位器官,系膜长,活动性大	跨过左侧髂腰肌、髂外血管、精索内血管及输尿管前方降入盆腔

右结肠旁沟:位于升结肠与右侧腹壁之间的纵行间隙,向上通右肝下间隙(肝肾隐窝),向下通髂窝、盆腔,故肝下间隙积脓时,可沿此沟流入右髂窝与盆腔,阑尾化脓也可向上蔓延至肝下。

左结肠旁沟:位于降结肠与左侧腹壁之间的纵行间隙,由于其上方有膈结肠韧带阻隔,下方与盆腔相通,因而沟内积液只能向下流入盆腔。

2. 血管、淋巴

(1)动脉:均来自肠系膜上、下动脉。

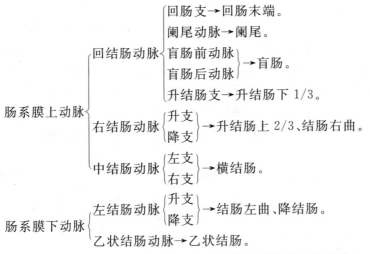

边缘动脉:从回盲部至乙状结肠末端在结肠内侧缘,肠系膜上、下动脉各结肠支间相互吻合形成的动脉弓。

(2)静脉:与同名动脉伴行,最后经肠系膜上、下静脉入肝门静脉。

(3)淋巴:结肠壁的淋巴经结肠壁上淋巴结、结肠旁淋巴结、中间淋巴结汇入肠系膜上、下淋巴结→(腹腔淋巴结)→肠干。

(四)肝门静脉

1.组成:由肠系膜上静脉与脾静脉在胰颈的后方合成(或在颈体交界处或胰头后方

合成)。

2.收集范围:食管腹段、胃、小肠、大肠(至直肠上段)、胰、脾和胆囊静脉血。

3.走行:自胰颈后方上行,经十二指肠上部的深面进入肝十二指肠韧带,上行达肝门分左、右支入左、右半肝。

4.毗邻
- 右前方:胆总管。
- 左前方:肝固有动脉。
- 后方:隔网膜孔与下腔静脉相邻。

5.属支:肠系膜上静脉、脾静脉、胃左静脉、肠系膜下静脉、胃右静脉、胆囊静脉、附脐静脉。

6.特点:它的始末两端均为毛细血管,一端始于胃、肠、胰、脾的毛细血管网,另一端终于肝小叶内的血窦;肝门静脉缺乏瓣膜。

第四节 腹膜后隙

一、腹膜后隙的范围与内容

范围:位于腹后壁的壁腹与腹内筋膜之间,上起膈,下至骶骨岬续盆腔腹膜后隙。
内容:肾上腺、肾、输尿管、腹部大血管、神经、淋巴结及大量疏松结缔组织。

二、肾

(一)肾的位置

位置:位于腹膜后隙,脊柱的两侧。
肾与椎骨、第11、12肋的位置关系见表2-4-5。

表 2-4-5　肾与椎骨、第 11、12 肋的位置关系

项目	左肾	右肾
与椎骨的关系	平第11胸椎至第2腰椎	平第12胸椎至第3腰椎斜过右肾后面上部
与第12肋的关系	斜过左肾后面中部	
与第11肋的关系	斜过左肾后面上部	

肾门的体表投影
- 在腹前壁:位于第9肋前端。
- 在腹后壁:位于第12肋下缘与竖脊肌外缘交角处,叫肾角(脊肋角或肾区)。

肾的位置异常:低位肾位于盆腔或髂窝。如横过中线移至对侧,则为交叉异位肾。

(二)肾门、肾窦、肾蒂

1.肾门:肾的内侧缘中部凹陷处,是肾血管、神经、肾盂、淋巴管出入的部位。

2.肾窦:自肾门向肾内深入由肾实质围成的腔隙,内有肾血管的分支、属支、肾盂、肾大盏、肾小盏、神经、淋巴管和脂肪组织等。

3.肾蒂

组成:由出入肾门的肾血管、神经、肾盂、淋巴管等组成。

结构排列 $\begin{cases} 前→后:肾静脉、肾动脉、肾盂。 \\ 上→下:肾动脉、肾静脉、肾盂。 \end{cases}$

(三)肾的毗邻

上方:肾上腺。

内下方:肾盂续输尿管。

内侧 $\begin{cases} 左肾:腹主动脉、交感干。 \\ 右肾:下腔静脉及其后方交感干。 \end{cases}$

前方 $\begin{cases} 左肾:胃后壁、胰、空肠襻、结肠左曲。 \\ 右肾:肝右叶、结肠右曲、十二指肠降部。 \end{cases}$

后方 $\begin{cases} 第12肋以上:借膈与胸膜腔相邻。 \\ 第12肋以下:自内向外有腰大肌及其前方的生殖股神经,腰方肌及其前方的肋下 \\ \quad\quad\quad\quad\quad 血管神经、髂腹下神经、髂腹股沟神经、腹横肌。 \end{cases}$

(四)肾血管与肾段

1.肾动脉和肾段

肾动脉:进入肾门前分为前、后两干(二级支),入肾窦内位于肾盂的前、后方,干再分为段动脉(三级支),每一段动脉供给的肾实质区域称为肾段(表2-4-6)。各肾段动脉之间没有吻合,如某一段动脉发生阻塞,将发生该肾段缺血、坏死。肾动脉变异比较常见,将不经肾门入肾的额外动脉均称为肾副动脉(实为起始、行程和入肾部位变异的肾段动脉)。将经肾上、下端入肾的动脉分别称为上极动脉、下极动脉。

表 2-4-6　肾动脉的分支与肾段

一级支	二级支	三级支	肾段
肾动脉	前干	上段动脉	上段
		上前段动脉	上前段
		下前段动脉	下前段
		下段动脉	下段
	后干	后段动脉	后段

2.肾的静脉 $\begin{cases} 长度:由于下腔静脉位于中线右侧,故右肾静脉短,左肾静脉较长。 \\ 属支 \begin{cases} 右肾静脉肾外无属支。 \\ 左肾静脉收纳左肾上腺静脉、左睾丸(卵巢)静脉,并与肾周围静脉 \\ \quad 吻合。 \end{cases} \\ 肾内静脉无节段性,吻合广泛。 \end{cases}$

(五)肾的被膜

肾的被膜 $\begin{cases} 内层:纤维囊。 \\ 中层:脂肪囊。 \\ 外层:肾筋膜。 \end{cases}$

三、输尿管腹部

1. 位置与行程：自肾盂与输尿管交界处至跨越髂血管的一段，位于腹膜后间隙，沿腰大肌前面向下内行。

2. 体表投影：在腹前壁，相当于半月线；在腹后壁，大约与腰椎横突尖端连线一致。

3. 狭窄：在输尿管腹部上、下端 $\begin{cases} 上端：肾盂与输尿管移行处。 \\ 下端：小骨盆入口越过髂血管处。 \end{cases}$

4. 毗邻 $\begin{cases} 左输尿管：前面有十二指肠空肠曲、降结肠血管、睾丸（卵巢）血管。 \\ 右输尿管：前面有十二指肠降部、升结肠血管、回结肠血管、睾丸（卵巢）血管、 \\ \qquad\qquad 回肠末端，在右髂窝输尿管的外侧有盲肠、阑尾。 \end{cases}$

四、肾上腺

1. 位置：位于腹膜后隙内脊柱两侧，肾的上端，与肾共同包在肾筋膜内。

2. 毗邻 $\begin{cases} 左肾上腺：前面有胃、脾血管、胰，内侧有腹主动脉，后方为膈。 \\ 右肾上腺：前面有肝，内侧有下腔静脉，后方为膈。 \end{cases}$

3. 血管

动脉 $\begin{cases} 肾上腺上动脉：膈下动脉分支。 \\ 肾上腺中动脉：腹主动脉分支。 \\ 肾上腺下动脉：肾动脉的分支。 \end{cases}$

静脉 $\begin{cases} 左肾上腺静脉：注入左肾静脉。 \\ 右肾上腺静脉：注入下腔静脉。 \end{cases}$

五、腹主动脉

1. 位置：平第 12 胸椎下缘经膈主动脉裂孔续为主动脉，沿脊柱左前方下行，至第 4 腰椎下缘处分为左、右髂总动脉（表 2-4-7）。

表 2-4-7　腹主动脉、下腔静脉的毗邻

位置	腹主动脉	下腔静脉
前方	胰、左肾静脉、十二指肠升部、小肠系膜根	肝、胰头、十二指肠水平部、右睾丸（卵巢）动脉、小肠系膜根
后方	第 1～4 腰椎及椎间盘	右膈脚、第 1～4 腰椎、右交感干、腹主动脉壁支
内侧	（右侧）下腔静脉	（左侧）腹主动脉
外侧	（左侧）交感干	（右侧）腰大肌、右肾、右肾上腺
周围	腰淋巴结、腹腔淋巴结、神经丛	腰淋巴结

2. 腹主动脉的分支

壁支 $\begin{cases} 膈下动脉。 \\ 腰动脉。 \\ 骶正中动脉。 \end{cases}$

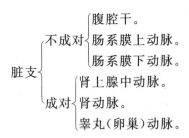

脏支 {
　不成对 {
　　腹腔干。
　　肠系膜上动脉。
　　肠系膜下动脉。
　}
　成对 {
　　肾上腺中动脉。
　　肾动脉。
　　睾丸(卵巢)动脉。
　}
}

六、下腔静脉

1.位置:在第 4 或 5 腰椎右前方由左、右髂总静脉汇合而成,于脊柱右前方腹主动脉右侧上行,经肝的腔静脉沟,穿膈肌的腔静脉裂孔进入胸腔,开口于右心房。

2.属支

壁支:膈下静脉和腰静脉。

脏支 {
　右肾上腺静脉。
　肾静脉← {
　　左肾上腺静脉
　　左睾丸(卵巢)静脉
　　右睾丸(卵巢)静脉
　} 成对的脏支。
　肝静脉←肝←肝门静脉(除肝以外不成对脏支先汇合成肝门静脉)。
}

七、腰交感干

构成:由 3~4 个腰神经节和节间支构成。

位置:位于壁腹膜后方,脊柱与腰大肌之间,右侧被下腔静脉掩盖,左侧与腹主动脉左缘相邻。

八、腹膜腔分区和脓液流注关系

横结肠及其系膜横贯于腹腔之中,把腹膜腔分为结肠上区和结肠下区。

1.结肠上区:位于横结肠及其系膜与膈之间,又称膈下间隙。它又被肝分为肝上间隙和肝下间隙。

肝上间隙被镰状韧带分为左肝上间隙和右肝上间隙,后者又被冠状韧带和三角韧带分为左肝上前和左肝下后间隙。冠状韧带前后层之间为裸区。

肝下间隙以肝圆韧带为界,分为右肝下间隙和左肝下间隙,后者又被小网膜分为左肝下前和左肝下后间隙(即网膜囊)。右肝下间隙又名肝肾隐窝,人体平卧时,位置最低,腹膜腔内液体易在此处积聚。

2.结肠下区:在升、降结肠外侧有升、降结肠旁沟。升结肠外侧沟向上可通右肝上间隙、肝肾隐窝和网膜囊。降结肠外侧沟向上受膈结肠韧带阻挡,向下可通盆腔。翻动小肠襻及其系膜,查看位于系膜左、右侧的左、右肠系膜窦,前者可通盆腔,而后者受回肠末段阻隔,此间隙的炎症渗出常形成局限性腹膜炎。左、右肠系膜窦之间仅借十二指肠空肠曲与横结肠系膜间的空隙相交通。

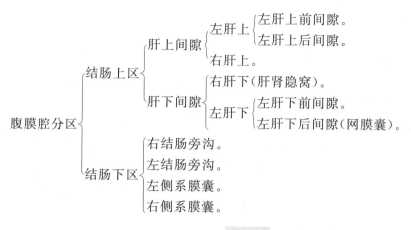

知识拓展

一、腹股沟斜疝

任何脏器或组织，通过人体正常或不正常的薄弱点或缺损、孔隙，离开了原来的正常位置进入另一部位，即称为疝。疝多发于腹部，又以腹外疝为多见。典型的腹外疝由疝环、疝囊、疝内容物和疝外被盖等组成。疝环是疝内容物突向体表的门户。疝囊是壁腹膜经疝环向外突出形成的囊袋。疝内容物是指进入疝囊的腹内脏器或组织，以小肠为多见，另外大网膜、盲肠、阑尾、乙状结肠、膀胱等均可入疝囊。疝外被盖是指疝囊以外的各层组织。腹外疝的发病多与腹壁强度降低和腹内压力增高两大因素有关。

从腹股沟韧带上方的腹股沟区形成的疝称为腹股沟疝。腹股沟疝分为斜疝和直疝两种。斜疝从位于腹壁下动脉外侧的腹股沟管深环突出，向内、下、前斜行，经腹股沟管出腹股沟浅环进入阴囊或大阴唇。直疝从腹壁下动脉内侧，不经腹股沟管，而通过腹股沟三角从腹股沟管的后壁突出。

腹股沟区是腹壁的薄弱区。这是由于腹外斜肌在此处移行为较薄的腹外斜肌腱膜，其下方还形成一裂口（浅环）；腹内斜肌与腹横肌下缘均未达到腹股沟韧带的内侧部，致使该区无肌肉覆盖；男性有输精管，女性有子宫圆韧带通过腹股沟管，在此形成潜在性裂隙。另外，站立时，该区所承受的腹内压力比平卧时高 3 倍，故此处易发生疝。

腹股沟斜疝的基本症状是在阴囊内或大阴唇处有一肿块，肿块常在站立、行走、咳嗽或劳动时出现，平卧或休息时可回纳消失。若肿块不能回纳发生嵌顿，将会引发急性肠梗阻，肠管坏死，必须急症处理。

手术治疗腹股沟斜疝是最有效的办法，一般进行疝囊高处结扎并行疝修补术。作患侧腹股沟斜切口，即自腹股沟韧带中点上方 2cm 起，与腹股沟韧带平行斜向下内，至耻骨结节，依次切开皮肤、浅筋膜浅层（Campel 筋膜）、浅筋膜深层（Scarpa 筋膜）和腹外斜肌腱膜，即打开腹股沟管。切开精索外筋膜、提睾肌筋膜和精索内筋膜即可在精索前方找到疝囊。

术中切开囊疝时勿损伤疝内容物；剥离疝囊时，勿损伤精索内结构，如睾丸动、静脉和输精管等；切开疝环时勿损伤腹壁下血管；切开腹外斜肌腱膜或浅环时，勿损伤髂腹下和髂腹股沟神经；另外，在将联合腱缝至腹股沟韧带进行修补时，勿进针过深，以免刺伤深部的动脉和静脉。

二、急性阑尾炎

阑尾开口狭小，管腔细窄，因系膜短而蜷曲，壁内有丰富的淋巴组织，故易被粪石和异物等阻塞而引起炎症。阑尾腔阻塞后，黏膜溃疡，上皮损害，腔内细菌繁殖生长，侵入管壁，使炎症加重。

急性阑尾炎最常见的症状是典型的转移性腹痛，即开始时腹痛位于上腹部和脐周围，数小时后转移并固定于右下腹，并呈持续性疼痛。阑尾的内脏感觉神经随交感神经，经腹腔神经丛和内脏小神经传入第10、11胸脊髓节，故早期阑尾阻塞后，管腔扩张和管壁肌收缩而引起的内脏牵扯性疼痛出现在第10脊神经所分布脐周围，数小时后，炎症侵及阑尾浆膜，局部壁腹膜受到刺激而引起躯体神经定位性疼痛。

右下腹压痛是急性阑尾炎最常见的体征。压痛点常在脐与右髂前上棘连线的中、外1/3交界处，即McBurney点。另外，腹肌紧张和反跳痛也是急性阑尾炎的重要体征。这是壁腹膜受到炎症刺激的一种防御反应，常提示阑尾炎已发展到化脓、坏疽或穿孔的阶段。

正常位置的阑尾，依靠转移性腹痛和右下腹定位压痛的特点，即可确诊急性阑尾炎。若位置异常，应综合分析，全面考虑，并借助实验检查等，方可作出诊断。

急性阑尾炎诊断明确后，应尽早手术治疗，既安全，又可防止并发症的发生。手术取右下腹斜切口，即经脐与右髂前上棘连线的中、外1/3交界处，并与连线垂直的切口，长约8～10cm，其中1/3在连线之上，2/3在连线之下。依次切开皮肤、浅筋膜，分别沿腹外斜肌、腹内斜肌及腹横肌纤维方向逐层将其腱膜及其在切口内的肌性部斜行分开。用手指分离切口周围的腹横筋膜和壁腹膜。切开腹横筋膜和壁腹膜进入腹膜腔，即可寻找阑尾。先找到盲肠，再沿3条结肠带向盲肠顶端追踪，也可找到阑尾。如按上法找不到阑尾，应考虑阑尾位置异常，如盲肠后位等。

三、急性肠梗阻

肠内容物不能正常运行、顺利通过肠道称为肠梗阻。由于肠腔堵塞、肠管受压或肠壁病变引起的肠腔变狭小，致使肠内容物通过受阻，称为机械性肠梗阻；由于神经反射或毒素刺激引起肠壁肌功能紊乱，造成肠麻痹，以致肠内容物不能正常运行，称为动力性肠梗阻，或麻痹性肠梗阻；由于肠系膜血管栓塞使肠管血运障碍，引发肠麻痹而使肠内容物不能正常运行，称为血运性肠梗阻。

肠梗阻的共同表现是腹痛、呕吐、腹胀和停止自肛门排便排气。

当患者发生机械性肠梗阻时，由于梗阻部位以上肠蠕动阵发性增强，所以引起阵发性绞痛；由于肠胃内容物不能下行，所以大量呕吐，将所进食物及大量胃肠液吐出；由于肠内大量气体不能自肛门排出，积存于梗阻以上的肠腔内，所以患者出现腹胀及膨胀的肠管，即肠形；肠腔内大量的气体和液体积存在梗阻部位以上，肠蠕动时即可听诊到气过水声，肠鸣音亢进，X线检查时可见腹部有多个液平面及肠腔大量气体；患者由于频繁呕吐，大量丢失胃肠液，使水分和电解质大量丢失，所以患者出现严重脱水及电解质紊乱等症状和体征。

根据腹痛、呕吐、腹胀和停止自肛门排便排气四大症状和腹部可见肠形或肠蠕动波，以及肠鸣音亢进和气过水声等一般可作出肠梗阻的诊断。X线腹部检查可帮助确诊。

由于肠梗阻不但可引起肠管本身解剖与生理功能上的改变,而且可引发全身性生理紊乱。

其发病原因多种多样,临床征象复杂多变。因此,治疗时,应明确是机械性肠梗阻还是麻痹性肠梗阻,是单纯性肠梗阻还是绞窄性肠梗阻,是高位性肠梗阻还是低位性肠梗阻,是完全性肠梗阻还是不完全性肠梗阻等。

若患者属于单纯性、机械性、完全性肠梗阻,应首先矫正因肠梗阻引起的全身生理紊乱,并尽快解除梗阻。手术解除梗阻一般采用右下腹旁正中切口,在右下腹距正中线 2～3cm 并与中线平行处依次切开皮肤、浅筋膜、腹直肌鞘前层,切断腹直肌附着在鞘前壁上的腱划,将腹直肌牵向外侧,按皮肤切口的位置,切开腹直肌鞘后层、腹横筋膜和壁腹膜进入腹膜腔,探查梗阻部位,明确梗阻原因,确定手术方案,施行手术。确定梗阻部位应根据小肠和大肠的解剖特点,区别梗阻发生在大肠还是小肠,是空肠还是回肠。

四、胆石病合并胆道感染

胆石病是胆道系统,包括胆囊和肝内、外胆道内发生结石的疾病。其临床表现取决于结石发生的部位,是否发生梗阻和感染等因素。结石位于胆囊内,称为胆囊结石,位于肝外胆道,称为肝外胆道结石,位于肝内胆道,称为肝内胆道结石。

肝细胞分泌的胆汁首先进入毛细胆管,然后经肝内胆道进入肝外胆道。在非消化期间,Oddi 括约肌处于收缩状态,胆汁流入胆囊内贮存、浓缩;在消化期间,Oddi 括约肌松弛,胆囊收缩,胆汁经肝胰壶腹的开口排入十二指肠。若胆道内结石阻塞胆道,并继发感染,则会出现典型的三联征,即腹痛、高热寒战和黄疸。腹痛是由于胆道阻塞后刺激 Oddi 括约肌和胆道的平滑肌收缩痉挛所致;高热寒战是由于胆道内压力升高,胆道内感染逆行扩散,致病菌和毒素通过肝窦到肝静脉内,再进入体循环,引起全身感染所致。黄疸是由于胆道阻塞后,胆道内压力不断增高,胆道扩张,终致胆小管和毛细胆管破裂,胆汁中胆红素反流入血中所致。若胆道下端梗阻而胆囊管又通畅时,胆汁会反流入胆囊内积聚而引起胆囊肿大,并可被触及。

胆道系统的内脏感觉传入第 7～10 胸脊髓节,也可沿膈神经传入第 3、4 颈脊髓节,兴奋了支配肩部皮肤的颈 3、4 脊神经的感觉神经元,故疼痛向右侧肩部放射,引起右肩部牵涉性疼痛。

胆道结石并感染的治疗,应根据病情对不同情况作不同处理,若手术治疗解除胆道梗阻,应作右上腹旁正中切口。在距正中线 2～3cm 并与之平行处,依次切开皮肤、浅筋膜、腹直肌鞘前层,锐性分离腹直肌附着于鞘前壁的腱划,将腹直肌牵向外侧,按皮肤切口的位置切开腹直肌鞘后层、腹横筋膜和壁腹膜,进入腹膜腔,即可探查胆囊及胆总管。

胆总管的十二指肠上段,位于肝十二指肠韧带内,沿该韧带的右缘走行。胆总管切开探查引流应在此段进行。韧带内除胆总管外还有肝门静脉和肝固有动脉等结构,应避免损伤之。若术中作胆囊切除术,应注意结扎胆囊动脉,该动脉起于肝右动脉,左为肝总管,右为胆囊管,上为肝脏面的 Calot 三角内,行向右上方。胆囊动脉的变异较多,术中应充分注意。

五、胃溃疡急性穿孔

胃及十二指肠溃疡是极为常见的消化系统疾病,但其病因和发病机制,迄今尚未完全明了。胃及十二指肠穿孔是指胃或十二指肠黏膜出现超过黏膜肌层的局限性圆形或椭圆形缺损。

胃溃疡多发生在 40～50 岁的男性,半数以上溃疡发生于胃小弯,亦可发生于贲门附近或胃后壁。其主要症状为上腹痛,可为钝痛、灼痛、胀痛。疼痛常发生于进餐后 0.5～1h,在下次进餐前自行缓解。部分患者可只表现上腹隐痛不适、饱胀、厌食、嗳气、泛酸等症状。病史可达几年或十几年。其常见的并发症是出血和急性穿孔。

胃溃疡急性穿孔后,因大量的胃内容物进入腹膜腔引起弥漫性腹膜炎。主要表现为突发性剧烈腹痛、持续加重,疼痛先出现于上腹,后蔓延至全腹。腹肌紧张,呈板状,有压痛和反跳痛。穿孔后,胃肠道内的气体可进入腹腔,产生气腹。站立时做 X 线检查,在膈下可见半月形游离气体阴影。叩诊时肝浊音界缩小或消失。

对于溃疡病合并急性穿孔的患者,除症状轻,一般情况尚好的单纯性、较小的空腹穿孔可采用非手术治疗外,一般应尽早进行手术治疗。手术可采用单纯穿孔缝合术和彻底性手术(即胃大部切除术)。

行胃大部切除术时应沿胃小弯分离结扎胃右血管、胃左血管;沿胃大弯分离结扎胃网膜右血管和胃网膜左血管。术中应注意勿损伤结肠中动脉;在游离胃大弯时只能将胃网膜左、右动脉弓发出并分布至胃大弯的短支结扎,保留动脉弓于大网膜;勿过多游离十二指肠残端,以避免损伤十二指肠上动脉和胰十二指肠上动脉,否则残端缺血,影响愈合。术中还应注意勿损伤胆胰管及胰腺等器官。

若术中冰冻切片检查溃疡已癌变,需自横结肠上将大网膜全部游离,将胃之远侧 3/4 部分、全部大网膜以及脾淋巴结、贲门淋巴结、幽门上、下淋巴结全部切除。

六、肝门静脉高压症

肝硬化是一种慢性、进行性、弥漫性肝病。我国以病毒性肝炎所致肝硬化为主,国外以酒精中毒多见。其临床表现以肝功能损害和肝门静脉高压为主,晚期常出现消化管出血等并发症。

广泛的肝细胞变性坏死、肝细胞结节再生、结缔组织增生及纤维化导致肝硬化,以及严重的肝脏血液循环障碍,这是形成肝门静脉高压的病理学基础;由此引起肝门静脉系统阻力增加和血流量增多,最终导致肝门静脉高压症。脾大,门-腔静脉侧支循环的建立和开放,以及腹水是肝门静脉高压症的三大临床表现。

脾大是由于肝门静脉高压,脾长期淤血而致。肝门静脉压力升高,消化器官和脾的回心血流经肝受阻,导致门、腔静脉系统许多部位之间建立门-腔静脉侧支循环,主要有:①食管下段与胃底部,门静脉系的胃左静脉与上腔静脉系的奇静脉的食管静脉吻合形成的食管静脉丛;②门静脉系的肠系膜下静脉的直肠上静脉,在直肠下段与下腔静脉系的直肠中、下静脉吻合形成直肠静脉丛;③门静脉的附脐静脉,在脐周围与腹壁上静脉和胸腹壁静脉,以及腹壁下静脉和腹壁浅静脉相吻合,形成门静脉与上、下腔静脉之间的吻合。食管静脉丛静脉曲张,管壁变薄常因食物粗糙等原因致机械性损伤破裂出血,患者可大口呕血,解柏油样便,出现休克。脐周静脉迂曲可呈现"海蛇头"样。

腹水是肝硬化最突出的临床表现,其中肝门静脉压力增高,腹腔内脏血管床压力增高,组织液回吸收减少而漏入腹腔,以及肝功受损,血浆中白蛋白降低,引起血浆胶体渗透压降低,致血浆外渗,是引起腹水的主要原因。

复习思考题

1.试以解剖特点说明腹股沟区易发生疝的原因。

2.根据解剖知识,如何鉴别腹股沟斜疝与直疝?

3.在手术中如何判定胃与十二指肠的分界线?

4.肝外胆道的组成包括哪些? 胆总管的分段及毗邻如何?

5.描述结肠下区的腹膜间隙及通向。

6.从肾区作肾手术应注意保护哪些结构?

第五章　盆部及会阴

【学习目标】
　　1. **掌握**:盆部的骨性标志;髂内动脉在盆部的行程、分支和分布;直肠与肛管(位置、毗邻);直肠的弯曲、血管;膀胱(位置、毗邻、与腹膜的关系、血管、神经);子宫(位置、固定装置及血管),子宫和阴道的毗邻;腹膜在盆部形成的陷凹;会阴浅隙与会阴深隙的构成、特点及临床意义。
　　2. **熟悉**:骨盆的组成,大、小骨盆的区分。骶丛、盆丛、盆内脏神经的位置和分布。
　　3. **了解**:盆壁肌和盆筋膜及筋膜间隙。盆底肌的配布。盆腔淋巴结的名称、位置及流注。直肠与肛管、膀胱及子宫的淋巴引流。会阴的境界与分区,尿生殖区的层次结构。

第一节　盆　部

　　盆部:以骨盆为基础,上承腹部和腰部,下连股部和臀部,主要由盆壁,盆部的血管、淋巴、神经和盆腔内脏器三部分组成。

一、盆壁及盆筋膜

　　盆壁:由骨盆、盆部肌和筋膜组成,分为前、后、外侧壁,各壁向下移行于盆底,即盆膈。

(一)骨盆

组成:由骶骨、尾骨,左、右髋骨借关节、韧带和软骨连结构成。

骨盆区分 {
　标志:以界线(骶岬、骶翼前缘、弓状线、耻骨梳、耻骨结节、耻骨嵴、耻骨联合上缘围成的环状线)为界,分为大骨盆与小骨盆。
　大骨盆:界线以上。
　小骨盆 {
　　骨盆上口:即界线。
　　骨盆腔。
　　骨盆下口:由尾骨尖、骶结节韧带、坐骨结节、坐骨支、耻骨下支、耻骨联合下缘围成。
　}
}

(二)盆壁肌

闭孔内肌:位于盆侧壁的前份,参与形成闭膜管。

梨状肌:位于盆侧壁的后份,穿出坐骨大孔,构成梨状肌上、下孔。

（三）盆膈

构成：由肛提肌、尾骨肌及盆膈上、下筋膜构成。

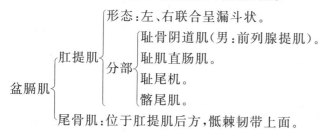

盆膈肌
- 肛提肌
  - 形态：左、右联合呈漏斗状。
  - 分部
    - 耻骨阴道肌（男：前列腺提肌）。
    - 耻肌直肠肌。
    - 耻尾机。
    - 髂尾肌。
- 尾骨肌：位于肛提肌后方，骶棘韧带上面。

（四）盆筋膜

盆筋膜为腹内筋膜的直接延续，按其部位不同分为：

1. 盆壁筋膜：覆盖盆壁内面，按部位又分为骶前筋膜、梨状肌筋膜、闭孔筋膜。

2. 盆膈上、下筋膜：分别为盆壁筋膜和臀筋膜的延续，覆盖在肛提肌，尾骨肌上、下面。

3. 盆脏筋膜：在盆内脏器穿过盆膈或尿生殖膈时，由盆壁筋膜向上返折，呈鞘状包裹脏器形成。

（五）盆筋膜间隙

1. 耻骨后隙：位于耻骨联合与膀胱之间。

2. 骨盆直肠隙

位置：位于盆底腹膜与盆膈之间，在直肠周围。

分部：以直肠侧韧带（包绕直肠下血管及其周围组织形成）分为：
- 前外侧部：位于直肠壶腹下份的两侧。
- 后部（直肠后隙）。

3. 直肠后隙（骶前间隙）：位于直肠筋膜与骶前筋膜之间，向上与腹膜后隙相通，两侧借直肠侧韧带与直肠前外侧隙分开。腹膜后隙的充气造影，即经直肠后隙进行，气体可达肾周围脂肪囊内。手术分离直肠后方时，在此间隙内作钝性分离，可避免损伤骶前静脉丛。

二、盆部血管、淋巴及神经

（一）血管

动脉
- 髂总动脉：平第 4 腰椎下缘左前方自腹主动脉分出，沿腰大肌内侧行向下外，至骶髂关节前方分为髂内、外动脉。
- 髂外动脉
  - 走行：沿腰大肌内侧缘下行，穿血管腔隙入股部。
  - 分支：腹壁下动脉、旋髂深动脉。
- 髂内动脉
  - 走行：自髂总动脉分出，行向内下入盆腔。
  - 毗邻
    - 前方：输尿管。
    - 后方：髂内静脉、腰骶干。
    - 外侧：髂外静脉、闭孔神经。
  - 分支
    - 壁支：髂腰动脉，骶外侧动脉，臀上、下动脉，闭孔动脉。
    - 脏支：膀胱上、下动脉，子宫动脉，直肠下动脉，阴部内动脉。

$$静脉\begin{cases}髂内静脉:位于髂内动脉后方,其壁支与同名动脉伴行,脏支起于器官周围的静\\ \qquad\qquad 脉丛。\\ 静脉丛\begin{cases}(男)膀胱静脉丛、前列腺静脉丛、直肠静脉丛。\\ (女)膀胱静脉丛、直静脉丛、子宫静脉丛、阴道静脉丛、卵巢静脉丛等。\end{cases}\end{cases}$$

(二)盆部的淋巴

盆部的淋巴见表 2-5-1。

表 2-5-1　盆部的淋巴

淋巴结名称	位置	收集范围	输出淋巴管注入
髂外淋巴结	沿髂外动脉排列	腹股沟浅、深淋巴结输出管,部分盆内脏器,腹前壁下部淋巴→	髂总淋巴结
髂内淋巴结	沿髂内动脉及其分支排列	盆腔内脏、会阴、臀区、股后淋巴→	↓
骶淋巴结	沿骶正中动脉排列	盆后壁及直肠部分淋巴→	腰淋巴结
髂总淋巴结	沿髂总动脉排列	下肢、盆壁、盆内脏器淋巴→	

(三)盆部神经

1.腰骶神经

闭孔神经:腰丛的分支,沿盆侧壁经闭膜管入股部。

$$骶丛\begin{cases}组成:腰骶干(L_4\,部分、L_5)、骶尾神经前支。\\ 位置:位于梨状肌前方。\\ 分支:经梨状肌上、下孔出盆腔,分布于臀部、会阴、下肢。\end{cases}$$

2.内脏神经

骶交感干:位于骶前孔内侧,有 3～4 对骶交感节,在尾骨前方两侧骶交感干联合为奇神经节。

$$盆内脏神经\begin{cases}构成:脊髓骶部第 2～4 节段的骶副交感核发出节前纤维随骶神经前支出\\ \qquad 骶前孔,自骶神经分出构成盆内脏神经。\\ 分支:加入盆丛,分布于结肠左曲以下消化管、盆内脏器、外阴(外生殖器)。\end{cases}$$

$$腹下丛\begin{cases}上腹下丛\begin{cases}位置:位于第 5 腰椎前方,两髂总动脉之间。\\ 组成:腹主动脉丛下延部分,并接受腰交感节的腰内脏神经。\\ 分支:左、右腹下神经。\end{cases}\\ 下腹下丛(盆丛)\begin{cases}位置:位于直肠、精囊、前列腺(或子宫、阴道)两侧。\\ 组成:左、右腹下神经,盆内脏神经,骶交感节的节后纤维。\\ 分支:随髂内动脉分支分布于盆内脏器。\end{cases}\end{cases}$$

三、盆内脏器

盆内脏器包括泌尿器、生殖器、消化管的盆内部分。

盆内脏器位置排列 {
前方:膀胱及尿道。
中部:内生殖器 {
(男)输精管壶腹、精囊、射精管、前列腺。
(女)子宫、阴道上部、子宫阔韧带及其内的卵巢、输卵管。
}
后方:直肠。
}

(一)直肠

1.形态:并非笔直,有明显的弯曲,下段膨大为直肠壶腹。

弯曲 {
矢状面:骶曲(向后凸)、会阴曲(向前凸)。
冠状面:弯曲不恒定,两个凸向右侧,中间一个凸向左侧,与直肠横襞相对应。
}

内面观:有三条直肠横襞,是由黏膜和环形肌形成的半月形横向皱襞。

2.位置:位于盆腔后部,上端平第3骶椎接乙状结肠,向下穿盆膈续肛管。

3.毗邻 {
前面 {
(男)邻直肠膀胱陷凹、膀胱底、前列腺、精囊、输精管壶腹、输尿管盆部。
(女) {
直肠上部:隔直肠子宫陷凹与子宫颈、阴道穹后部相邻。
直肠下部:邻阴道后壁。
}
}
两侧:上部为直肠旁窝,下部为盆丛,直肠上、下血管,肛提肌。
后面:与骶、尾骨,梨状肌相邻,其间有疏松结缔组织、骶正中血管、骶外侧血管、骶静脉丛,骶神经和尾神经前支,骶交感干及奇神经节。
}

4.血管:由直肠上、下动脉,骶正中动脉分布,静脉与同名动脉伴行。

5.淋巴:大部分伴随相应血管回流。

{
直肠上部:沿直肠下血管上行→肠系膜下淋巴结。
直肠下部:沿直肠下血管向两侧→髂内淋巴结,部分淋巴管向后→骶淋巴结,另有部分淋巴管穿过肛提肌至坐骨直肠窝,沿肛血管及阴部内血管→髂内淋巴结。
}

6.神经:为内脏神经分布。

{
交感神经:来自肠系膜下丛和盆丛。
副交感神经:来自盆内脏神经,经盆丛、直肠下丛沿直肠侧韧带分布于直肠。
}

(二)膀胱

1.形态:空虚时呈锥体形,分尖、体、底、颈四部。

2.位置:位于盆腔前部,空虚时不超出耻骨联合上缘,充盈时可上升,推移腹膜至耻骨联合以上,其前外侧壁直接与腹前壁相邻。

3.毗邻 {
下外侧面:紧贴耻骨后隙内的疏松结组织以及肛提肌、闭孔内肌。
后方 {
(男) {
膀胱底上部:借直肠膀胱陷凹邻直肠。
腹膜返折线以下:邻精囊、输精管壶腹。
}
(女)与子宫颈、阴道前壁相邻。
}
上面:与肠襻相邻,在女性还与子宫相邻。
下部:膀胱颈接尿道,男性与前列腺,女性与尿生殖膈相邻。
}

4.内面观 {
膀胱三角:膀胱底内面、两侧输尿管口与尿道内口之间的三角形区域。
输尿管间襞:两侧输尿管口之间横行的黏膜皱襞。
}

5.血管 {
动脉:膀胱上、下动脉。
静脉:膀胱下面有膀胱静脉丛→膀胱上、下静脉→髂内静脉。
}

6.淋巴:注入髂内淋巴结、髂外淋巴结。

7.神经:来自盆丛的内脏神经。

交感神经:使膀胱平滑肌松弛,尿道内括约肌收缩,储尿。

副交感神经:使膀胱平滑肌收缩,尿道内括约肌松弛,排尿。

(三)输尿管

1.盆部

行程:在腹膜外沿盆侧壁下行,经髂内血管、腰骶干及骶髂关节前方,脐动脉起始段和闭孔血管、神经的内侧至坐骨棘附近,转向前行。

毗邻 { (男)经输精管壶腹与精囊之间至膀胱底。

(女)经阔韧带基底部,至子宫颈外侧 2cm 处(适对阴道穹侧部上外方),有子宫动脉横越输尿管前上方(恰似水在桥下流)。

2.壁内部:输尿管斜穿膀胱壁,开口于膀胱三角的输尿管口,此部为输尿管最狭窄处。

(四)前列腺

1.位置:在膀胱颈和尿生殖膈之间,包绕尿道前列腺部。

2.毗邻 { 上部:前列腺底,邻膀胱颈,其前部有尿道穿过,后部有左、右射精管穿入。

下端:前列腺尖,邻尿生殖膈有尿道穿出。

尖与底之间:为前列腺体,其前面邻耻骨联合,后面有前列腺沟,邻直肠壶腹。

3.分叶:前、中、后叶及左、右叶。

4.被膜 { 内层:前列腺囊。

外层:前列腺鞘。

(五)输精管盆段

自腹股沟管深环接输精管腹股沟部,从外侧绕过腹壁下动脉起始部,转向内下,跨过髂外血管入盆腔。沿盆侧壁行向后下,经输尿管前内侧达膀胱底,在此处膨大为输精管壶腹,于前列腺底部与精囊排泄管汇合成射精管。

(六)射精管和精囊

射精管:向前下穿前列腺底的后部,开口于尿道的前列腺部。

精囊:为一对长椭圆形囊状腺体,位于膀胱底与直肠之间,前列腺底的后上方,输精管壶腹的后外侧。

(七)子宫及其附件

1.子宫

位置:位于盆腔中央,膀胱与直肠之间,子宫底位于小骨盆入口平面以下。子宫颈下端在坐骨棘平面以上(低于坐骨棘平面者为子宫脱垂),呈轻度前倾前屈位。

分部:子宫分为底、体、峡、颈四部。子宫角指子宫两侧缘上部与输卵管连接处。

毗邻 { 前面:隔膀胱子宫陷凹与直肠相邻。

下方:子宫颈接阴道。

两侧:子宫附件、子宫阔韧带、子宫动脉。

韧带:子宫阔韧带、子宫主韧带、子宫圆韧带、骶子宫韧带、耻骨子宫韧带。

动脉 {
走行:髂内动脉的分支,沿盆壁向前内下行,至子宫阔韧带基底部,距子宫颈 2cm 处,横过输尿管前上方,于子宫侧缘上行。
分支分布:阴道、子宫、输卵管、卵巢。
}

静脉:起自子宫阴道丛,经子宫静脉注入髂内静脉。

淋巴 {
子宫底、子宫体上部 {
大部分沿卵巢血管→髂总淋巴结、腰淋巴结。
小部分(子宫角附近)沿子宫圆韧带→腹股沟浅淋巴结。
}
子宫体下部、子宫颈 {
大部分沿子宫血管→髂内淋巴结或髂外淋巴结。
小部分沿骶子宫韧带→骶淋巴结。
}
}

神经:来自盆丛分出的子宫阴道丛,随血管分布于子宫和阴道上部。

2.子宫附件:临床上常将卵巢和输卵管称为子宫附件。

(1)卵巢

位置:位于髂内、外动脉分权处的卵巢窝内。

韧带 {
卵巢悬韧带(骨盆漏斗韧带):连于小骨盆侧缘与卵巢上端的腹膜皱襞,内有卵巢血管、淋巴管和神经丛等。
卵巢固有韧带(卵巢子宫索):连于卵巢下端与子宫角之间,由结缔组织平肌纤维构成。
}

动脉 {
卵巢动脉。
子宫动脉→卵巢支。
}

静脉:与卵巢动脉伴行 {
左卵巢静脉→左肾静脉。
右卵巢静脉→下腔静脉。
}

淋巴管→腰淋巴结。

(2)输卵管 {
位置:位于子宫阔韧带上缘内,连于子宫底的两侧。
分部:子宫部、输卵管峡、输卵管壶腹、输卵管漏斗。
动脉:子宫动脉及卵巢动脉。
静脉:注入子宫静脉、卵巢静脉。
}

(八)阴道

阴道 {
形态:富于伸缩性的肌性管道,上端包绕子宫颈阴道部,两者间的环形间隙称阴道穹(分为前、后部及两侧部,后穹较深,邻直肠子宫陷凹),下端开口于阴道前庭。
毗邻 {
前壁:邻膀胱底、膀胱颈、尿道。
后壁:邻直肠子宫陷凹、直肠壶腹、肛管。
}
}

第二节 会 阴

广义会阴:盆膈以下,封闭骨盆下口的全部软组织。

狭义会阴:外生殖器(男:阴茎根;女:阴道前庭后端)与肛门之间的软组织。

广义会阴境界 { 前界:耻骨联合下缘。
后界:尾骨尖。
两侧界:耻骨下支、坐骨支、坐骨结节、骶结节韧带。

会阴分区 { 通过两侧坐骨结节的连线分为前、后两部。
前部:尿生殖区(尿生殖三角)。
后部:肛区(肛门三角)。

一、肛区(肛门三角)

(一)肛管

1.位置:上续直肠,向后下终于肛门。

2.内面观 {
肛柱:肛管内 6～10 条纵行黏膜皱襞。
肛直肠线:平肛柱上端的环形线。
肛瓣:相邻肛柱下端之间呈半月形的黏膜皱襞。
肛窦:肛瓣与相邻两个肛柱下端围成的小陷窝。
齿状线(肛皮线):肛柱下端与肛瓣边缘连成锯齿状的环形线。
肛梳(痔环):齿状线以下呈环形隆起的光滑区。
白线:肛梳下缘呈淡白色的环形线,为肛门内、外括约肌的交界处,活体检查
时可触到一浅沟,亦称肛门括约肌间沟。

齿状线上、下结构的区别见表 2-5-2。

表 2-5-2　齿状线上、下结构的区别

结构	齿状线以上	齿状线以下
上皮	单层柱状上皮(黏膜,来自内胚层)	复层扁平上皮(皮肤,来自外胚层)
动脉	直肠上、下动脉	肛动脉
静脉	肠系膜下静脉(属肝门静脉系)	阴部内静脉(属腔静脉系)
淋巴回流	髂内淋巴结、肠系膜下淋巴结	腹股沟浅淋巴结
神经分布	内脏神经(痛觉不敏感)	躯体神经(痛觉敏感)

3.肛门:为肛管末端的开口,呈矢状位纵裂。

4.括约肌

肛门内括约肌:为肛管壁内环形平滑肌增厚而成,仅协助排便,无括约肛门功能。

肛门外括约肌 {
位置与功能:环绕肛门内括约肌周围的横纹肌,受意志支配,有较强的
控制排便功能。
分部 {
皮下部:环形,如切断不会产生大便失禁。
浅部:梭形
深部:环形
} 是控制排便的重要肌束。

肛直肠环:由耻骨直肠肌,肛门外括约肌的浅、深部,肛门内括约肌以及直肠壁纵行肌的下部,在肛管与直肠交界处共同构成的肌性环,起到括约肌门的作用,如被切断,可致大便失禁。

（二）坐骨直肠窝（坐骨肛门窝）

1.位置：位于肛管两侧。

2.形态：呈底向下的锥形腔隙，可分四壁、尖和底。

四壁
{
内侧壁：肛门外括约肌、肛提肌、尾骨肌及覆盖它们的盆膈下筋膜。
外侧壁：坐骨结节、闭孔内肌、闭孔筋膜。
前壁：会阴浅横肌及尿生殖膈后缘。
后壁：臀大肌下缘及其深面的骶结节韧带。
}

尖：向上，由盆膈下筋膜与闭孔筋膜汇合而成。

底：肛门两侧的皮肤。

3.内容
{
充满脂肪组织，称为坐骨直肠窝脂质体。
血管神经：阴部内血管、阴部神经（坐骨直肠窝外侧壁阴部管内（血管神经穿经闭孔筋膜的裂隙）。
淋巴管与淋巴结。
}

二、会阴

（一）境界

{
前：耻骨联合下缘。
两侧：耻骨下支、坐骨支。
后：坐骨结节间连线。
}

（二）层次

1.浅层结构
{
皮肤。
浅筋膜
{
浅层：脂肪层。
深层：膜样层（会阴浅筋膜、Colles 筋膜）与阴囊肉膜、阴茎浅筋膜、腹前外侧壁浅筋膜深层（Scarpa 筋膜）相连续。
}
}

2.深层结构
{
深筋膜
{
浅层：尿生殖膈下筋膜。
深层：尿生殖膈上筋膜。
}
会阴肌
{
浅层：会阴浅横肌、坐骨海绵体肌、球海绵体肌（女：阴道括约肌）。
深层：会阴深横肌、尿道括约肌（女：尿道阴道括约肌）。
}
}

3.筋膜间隙：会阴浅筋膜、尿生殖膈下筋膜及尿生殖膈上筋膜三层之间形成两个间隙。

（1）会阴浅隙

位置：位于会阴浅筋膜与尿生殖膈下筋膜之间。

内容：会阴肌浅层、阴部神经、阴部内动脉的末支及伴行静脉。

（女）
{
尿道。
阴道下部。
阴蒂脚。
前庭球。
前庭大腺。
}

（男）$\left\{\begin{array}{l}\text{阴茎脚。}\\\text{尿道球及其内尿道。}\end{array}\right.$

（2）会阴深隙

位置：位于尿生殖膈上、下筋膜之间。

内容：会阴肌深层、阴部神经、阴部内动脉的末支及其伴行静脉。

（男）尿道膜部、尿道球腺。

（女）尿道、阴道下部。

4.尿生殖膈：由会阴深横肌、尿道括约肌及尿生殖膈上、下筋膜共同构成。

（三）阴囊及睾丸、精索的被膜

腹前外侧壁的层次与阴囊及睾丸、精索的被膜层次见表2-5-3。

表 2-5-3　腹前外侧壁的层次与阴囊及睾丸、精索的被膜层次

层次	腹前外侧壁	阴囊及睾丸、精索的被膜
1.	皮肤	皮肤 ⎫ 阴囊
2.	浅筋膜	肉膜 ⎭
3.	腹外斜肌腱膜	精索外筋膜
4.	腹内斜肌	提睾肌及其筋膜
5.	腹横肌	睾丸、精索的被膜
6.	腹横筋膜	精索内筋膜
7.	腹膜下筋膜	脂肪组织
8.	壁腹膜	睾丸鞘膜（壁、脏层）

（四）阴茎层次结构

1.皮肤。

2.阴茎浅筋膜（内有阴茎背浅动、静脉及淋巴管）。

3.阴茎深筋膜（其深面有阴茎背深静脉、阴茎背动脉、阴茎背神经）。

4.白膜（分别包裹三条海绵体）。

5.海绵体 $\left\{\begin{array}{l}\text{阴茎海绵体：一对，位于阴茎背侧，两者紧密结合，后端分离为阴茎脚。}\\\text{尿道海绵体：一条，位于阴茎海绵体腹侧，尿道贯穿其全长，前端膨大为阴茎}\\\qquad\qquad\text{头，后端膨大为尿道球。}\end{array}\right.$

6.男尿道

分部 $\left\{\begin{array}{l}\left.\begin{array}{l}\text{前列腺部}\\\text{膜部}\end{array}\right\}\text{后尿道。}\\\text{海绵体部：前尿道。}\end{array}\right.$

损伤 $\left\{\begin{array}{l}\text{尿道海绵体损伤}\left\{\begin{array}{l}\text{阴茎深筋膜完好}\rightarrow\text{渗出尿液局限在阴茎范围。}\\\text{阴茎深筋膜破裂}\rightarrow\text{尿液随阴茎浅筋膜蔓延到阴囊和腹前壁。}\end{array}\right.\\\text{尿生殖膈下筋膜与尿道连接处破裂}\rightarrow\text{尿渗入会阴浅隙，再入阴囊、阴茎、腹前壁。}\\\text{在尿生殖膈以上破裂}\rightarrow\text{尿渗入盆腔腹膜外间隙。}\end{array}\right.$

（五）会阴中心腱（会阴体）

位置：位于狭义会阴深部，即男性位于阴茎根与肛门之间，女性位于阴道前庭后端与肛门之间。

形态结构:在矢状位上,呈底朝下的楔形纤维性结构,为诸会阴肌附着点。

作用与临床意义:有加固盆底承托盆内脏器作用。分娩时受到很大张力,易破裂,在分娩时要注意保护。

ZHI SHI TUO ZHAN

知识拓展

一、良性前列腺增生

前列腺位于膀胱与尿生殖膈之间,前方耻骨联合,后方为直肠壶腹部。尿道的前列腺部穿过前列腺。前列腺增生是老年男性常见病。男性自35岁以后前列腺开始增生,50岁以后出现临床症状。

前列腺增生常见的症状有尿频、进行性排尿困难与尿潴留。尿频即小便次数增多,以夜间显著,早期是由于前列腺充血刺激所致,随着前列腺的增生,使尿道的前列腺部弯曲、伸长,尿道受压变窄,精阜亦随增生的腺体向下移至接近尿生殖膈的尿道膜部周围的尿道括约肌,造成尿道梗阻引起排尿困难,虽进展缓慢,但进行性加重。轻度梗阻时,排尿迟缓、断续、尿后滴沥;梗阻加重时,排尿费力,尿线变细,射程缩短,终呈滴沥状。梗阻加重到一定程度,膀胱内尿液不能完全排尽,造成残留,残留尿液愈多,梗阻愈重,最后使膀胱失去收缩能力,造成尿潴留。

前列腺增生最好的治疗方法是手术切除前列腺增生的部分。前列腺切除有多种途径,常采用耻骨上经膀胱前列腺切除术。此法简单、安全、出血少。可作下腹部正中切口,自脐下至耻骨联合上缘,依次切开皮肤、浅筋膜,将两侧腹直肌和锥状肌牵向外侧,切开白线、腹横筋膜,分离腹膜外筋膜,在膀胱前壁上找出腹膜返折线,将腹膜向头侧剥离至膀胱顶部,切开膀胱,即可经膀胱探查前列腺,并施行前列腺切除术。分离前列腺时动作要轻,不可损伤精阜和尿道外括约肌,以防发生术后尿失禁。还应注意勿损伤膀胱黏膜及输尿管口。在摘除前列腺时,术者左手示指插入肛门内以保护直肠,并可将前列腺向膀胱内顶起以利摘除。

二、骨盆骨折合并膀胱破裂

骨盆是由左右髋骨和骶、尾骨及其间的骨连结构成,是个完整的闭合骨环。骨盆作为躯干与下肢之间的桥梁,除发挥负重功能外,还有保护盆腔内脏的功能。骨盆遭受暴力时易发生骨折。骨折后不仅对一些肌肉、骨骼的功能产生影响,而且对盆腔脏器亦可造成严重损伤。

膀胱空虚时呈三棱锥体形,位于盆腔前部,其上界约与骨盆上口相当。膀胱充盈时呈卵圆形,膀胱尖上升至耻骨联合以上,这时腹前壁折向膀胱的腹膜随之上移,膀胱的下外侧壁直接与腹前壁相贴,可利用这种解剖关系,在耻骨联合上缘以上进行膀胱穿刺或作手术切口,避免损伤腹膜。

直接暴力可致膀胱破裂,并可分为腹膜外型和腹膜内型两种。膀胱空虚骨折时,骨折片可刺破膀胱,引起腹膜外破裂,尿液流入膀胱周围的腹腔内引起盆腔炎。膀胱充盈时,盆部或下腹部受暴力打击,可引起膀胱顶部和后壁破裂,尿液流入腹膜腔内,引起急性尿液性腹膜炎。

若患者膀胱造影显示膀胱破裂,但未见造影剂显示的肠管,说明造影剂没有进入腹膜腔,提示该患者是腹膜外型膀胱破裂。由于膀胱破裂引起大量出血,患者表现休克症状。

要进行紧急抗休克治疗,同时应施行手术止血,修补破裂的膀胱。手术应作下腹部正中切口,依次切开皮肤、浅筋膜,向两侧牵拉腹直肌和锥状肌,显露白线,切开白线、腹横筋膜进入腹腔,探查膀胱,寻找破裂处,止血缝合修补,留置导尿管并作膀胱造瘘。

膀胱壁上有粗大的静脉,在剥离腹膜时应尽量避免损伤静脉,另外,也可出现膀胱血管与闭孔血管、阴部内血管的迷走支,术中应注意,避免损伤之。

三、尿道球部破裂

男性尿道分为前列腺部、膜部和海绵体部三部分,临床上将膜部和前列腺部称为后尿道,海绵体部称为前尿道。后者系指尿道穿过尿道海绵体的部分,其中在尿道球内的尿道最宽,称为尿道球部。

男性前尿道损伤多发生于尿道球部。这是因为该段尿道位于会阴部,当发生骑跨伤时,会阴部遭受外力冲击,跨压于硬物上,将尿道压向耻骨联合下方引起尿道球部损伤。损伤可分为挫伤、裂伤或断裂伤。尿道挫伤时仅有水肿和出血,愈合后不会留下尿道狭窄;尿道裂伤可致尿道周围血肿和尿外渗,愈合后会引起尿道狭窄;尿道断裂伤时,断端回缩、分离、大量出血,发生尿潴留。

尿道球部位于会阴浅筋膜与尿生殖膈下筋膜之间的会阴浅隙内。由于会阴浅筋膜与阴囊肉膜、阴茎浅筋膜、腹前壁浅筋膜的深层(Scarpa筋膜)相延续,故会阴浅隙向前上开放,因此,尿道球部损伤,尿液可渗入会阴浅隙、阴囊、阴茎和腹前壁下部。

若患者发生骑跨伤后,会阴部剧烈疼痛、肿胀、皮下血肿,而且阴囊、阴茎和小腹部出现肿胀和淤血,说明系尿道球部损伤,血液和尿液已向会阴浅隙及阴囊、阴茎和下腹部渗透。患者排尿困难,导尿管不能插入,造影剂自尿道外渗,说明尿道已破裂或完全断裂。由于大量失血和剧烈疼痛,患者可处于休克状态。需尽快抗休克治疗,压迫会阴部控制出血,尽早施行手术,修补破裂或断裂的尿道。手术可采用经会阴部切口,在阴囊根部与肛门之间依次切开皮肤、浅筋膜浅层、浅筋膜深层,即会阴浅筋膜,进入会阴浅隙,清除淤血,寻找尿道球部,探查尿道损伤状况,施行尿道修补术。要留置导尿管,同时应施行膀胱造瘘。

四、输卵管妊娠破裂

妊娠时,受精卵着床于子宫腔以外,称为异位妊娠,包括输卵管妊娠、腹腔妊娠和卵巢妊娠等,临床统称宫外孕。输卵管妊娠多发生于壶腹部,其次为峡部。输卵管妊娠有两种结局:一是流产,多发生于妊娠8~12周内;二是输卵管破裂,继发大量出血,致失血性休克,危及患者生命。

输卵管妊娠患者,有短期停经史,一般为6~8周;阴道流血史,常表现为短暂停经后,阴道不规则流血,呈点滴状,患侧下腹出现隐痛或胀痛。输卵管妊娠导致输卵管破裂时,患者突感患侧下腹部撕裂样剧痛,疼痛为持续性或阵发性。由于破裂后出血,血液积存于直肠子宫陷凹内而出现肛门坠胀感。出血多时可引起全腹疼痛、恶心、呕吐等。部分患者由于腹腔内急性出血、剧烈腹痛而出现休克状态。出血量较少时,患侧下腹部有明显压痛和反跳痛;

出血量较多时,可出现全腹压痛、反跳痛。阴道后穹隆穿刺可抽出陈旧性不凝血。

对于输卵管妊娠导致输卵管破裂而引起大量出血并休克的患者,应尽快进行输液、输血、吸氧等抗休克治疗;与此同时应进行患侧输卵管切除。手术可采用下腹正中切口或下腹横切口。下腹正中切口自脐下至耻骨联合上缘,纵行切开皮肤、浅筋膜、白线、腹横筋膜、腹膜外筋膜和壁腹膜进入腹腔。采用下腹部横切口,于脐与耻骨联合之间的中、下 1/3 交界处作一限于两侧半月线之间的横切口,依次切开皮肤、浅筋膜、深筋膜、双侧腹直肌鞘前层,横断双侧腹直肌,切开腹横筋膜、腹膜外筋膜和壁腹膜进入腹腔。输卵管位于子宫阔韧带的上缘内,连于子宫底的两侧,可自子宫底的外侧向外沿子宫阔韧带上缘寻找输卵管,探查破裂部位。输卵管末端的边缘形成许多细长的突起,称输卵管伞,是确认输卵管的标志。

FU XI SI KAO TI

复习思考题

1. 试述坐骨直肠窝的周界及内容。

2. 从阴囊皮肤切开直达鞘膜腔,需经哪些层次?

3. 试述女性尿生殖区的层次结构与男性的异同。

4. 一老年男性以排尿困难来就诊,从局部解剖特点考虑,常见的原因是什么? 为什么?

第六章　上　肢

【学习目标】

　　1.**掌握**:重要的骨性标志:锁骨、肩峰、肱骨内外上髁、鹰嘴、尺桡骨茎突;肌性标志:肱二头肌、旋前圆肌、掌长肌等;正中神经,尺、桡动脉的体表投影。

　　2.**掌握**:头静脉注入部位。腋腔各壁的构成,锁胸筋膜。腋腔的内容:腋动脉分段、主要分支及各段与臂丛的毗邻关系。臂丛位置、分支,腋鞘的概念。腋淋巴结群的名称及位置。

　　3.**熟悉**:三边孔与四边孔的境界及穿行结构。

　　4.**掌握**:头静脉及贵要静脉的起止、行程、注入部位。肘正中静脉的位置及交通。肱二头肌内侧沟的深层结构:肱血管及伴行的神经。肘窝境界、内容及其它们与肱二头肌腱的毗邻关系。前臂四个血管神经束的组成,神经的分支、分布。

　　5.**熟悉**:臂和前臂的前骨筋膜鞘的构成及肌肉配布。浅静脉的吻合类型及其应用意义。

　　6.**掌握**:肱骨肌管的构成和内容。尺神经在肘后区的位置及临床意义。骨间后血管神经的行程和分布。

　　7.**熟悉**:臂后区、前臂后区的肌肉配布。

　　8.**掌握**:腕前、后深筋膜形成的支持带;腕管及腕背的骨纤维管通过的内容;掌浅弓;正中神经、尺神经的位置、分支分布;指髓间隙。

　　9.**熟悉**:掌深弓,尺神经的深支的位置、分布;手掌骨筋膜鞘的构成内容;手掌筋膜间隙位置、分部,交通。

　　上肢:分为肩、臂、肘、前臂和手 5 部分。

第一节　肩　部

　　肩部分为腋区、三角肌区和肩胛区。

一、腋区

位置:位于肩关节下方,臂上段与胸上部之间的区域。

腋窝:当上肢外展时,皮肤向上呈穹隆状的凹陷,其深部呈四棱锥体形腔隙为腋窝。

(一)腋窝的构成

腋窝由一顶、一底、四壁围成。

顶：由锁骨中 1/3、第 1 肋外缘和肩胛骨上缘围成。

底：皮肤、浅筋膜和腋筋膜。

四壁
- 前壁：由胸大、小肌，锁骨下肌及锁胸筋膜构成。锁胸筋膜是位于锁骨下肌、胸小肌和喙突之间的胸部深筋膜。有头静脉，胸肩峰动、静脉，胸外侧神经穿过。
- 外侧壁：由肱骨结节间沟及其前内侧的肱二头肌长、短头和喙肱肌组成。
- 内侧壁：由前锯肌及其深面的上四根肋骨及肋间肌构成。有胸外侧血管和胸长神经，沿腋中线前、后走行，血管周围有胸肌淋巴结。
- 后壁：由肩胛下肌、大圆肌、背阔肌与肩胛骨构成。

三边孔：上界为小圆肌和肩胛下肌，下界为大圆肌，外侧界为肱三头肌长头，孔内有旋肩胛血管通过。

四边孔：上、下界与三边孔相同，内侧界为肱三头肌长头，外侧界为肱骨外科颈。孔内有腋神经及旋肱后血管通过。

(二)腋窝

内容：臂丛锁骨下部及其分支、腋动脉及其分支、腋静脉及其肩支、腋淋巴结及疏松结缔组织。

臂丛：位于腋窝内的部分是臂丛的锁骨下部，包括三束及其分支。

三束
- 位置：最初位于腋动脉第一段的后外侧，继而位于腋动脉第二段的内、外侧及后方，在腋动脉第三段的周围，有臂丛各束的分支。
- 组成
  - 后束：由三干后股合成。
  - 外侧束：由上、中干前股合成。
  - 内侧束：由下干前股延续而成。

分支
- 锁骨上部：肩胛背神经、胸长神经、肩胛上神经。
- 锁骨下部
  - 外侧束：胸外侧神经、肌皮神经、正中神经外侧头。
  - 内侧束：正中神经内侧头、尺神经、前臂内侧皮神经、臂内侧皮神经、胸内侧神经。
  - 后束：腋神经、桡神经、胸背神经、肩胛下神经。

1.腋动脉

第一段
- 位置：位于第 1 肋外侧缘至胸小肌上缘之间。
- 分支
  - 胸上动脉
  - 胸肩峰动脉(与胸外侧神经、头静脉伴行穿锁胸筋膜)。

第二段
- 位置：位于胸小肌后方。
- 毗邻
  - 前：为皮肤，浅筋膜，胸大、小肌及其筋膜。
  - 后方：为臂丛后束及肩胛下肌。
  - 外侧：为臂丛外侧束。
  - 内侧：为臂丛内侧束及腋静脉。
- 分支：胸外侧动脉(胸长神经于腋中线后方下行，胸肌淋巴结沿血管排列)。

第三段
　　　位置：位于胸小肌下缘至大圆肌下缘之间。
　　　分支
　　　　　肩胛下动脉。
　　　　　旋肩胛动脉。
　　　　　胸背动脉（与胸背神经伴行）。
　　　　　旋肱后动脉（与腋神经共同穿过四边孔）。
　　　　　旋肱前动脉。

2.腋静脉：位于腋动脉内侧，两者之间有臂丛内侧束、前臂内侧皮神经及尺神经，内侧有臂内侧皮神经。

3.淋巴结

位置：位于腋血管及其属支周围的疏松结缔组织中，分为 5 群。

各群的位置、收集范围和流向如下：

上肢淋巴——→外侧淋巴结———————————→
　　　　　　　（沿腋静脉远端排列）

胸前外侧壁、脐以上腹壁 ⎫——→胸肌淋巴结——→
乳房外侧部和中央部淋巴 ⎭　（沿胸外侧血管排列）

背部、肩胛区淋巴——————→肩胛下淋巴结——→
　　　　　　　　　　　　（沿肩胛下血管排列）

乳房上部淋巴
　　↓
中央淋巴结→尖淋巴结→锁骨下干
（窝底脂肪中）（沿腋静脉近端排列）

腋鞘：由椎前筋膜向下外延续包绕腋血管及臂丛而成。锁骨下臂丛麻醉需将麻药注入腋鞘内。

腋窝蜂窝组织：腋窝内腋血管、臂丛及腋淋巴结之间有蜂窝组织充填，并沿血管神经束与邻近各区相交通。

二、三角肌区

范围：三角肌所在区域。

层次
　　皮肤。
　　浅筋膜：臂外侧上皮神经。
　　深筋膜及三角肌。
　　腋神经及旋肱后血管：穿四边孔至三角肌深面。

三、肩胛区

范围：肩胛骨后面的区域。

层次
　　皮肤。
　　浅筋膜。
　　肌层：斜方肌、背阔肌、冈上肌、冈下肌、小圆肌、大圆肌。
　　肩胛骨。
　　肩胛上神经：臂丛锁骨上部分支，经肩胛上横韧带深面→冈上、下肌。
　　肩胛上血管：甲状颈干的分支，经肩胛上横韧带浅面→冈上、下肌。

肌腱袖：由止于肱骨大、小结节的冈上、下肌，小圆肌和肩胛下肌的腱，在肩关节囊周围连结成的腱板，与关节囊愈着，对肩关节起稳定作用。

第二节　臂　部

一、臂前区

(一)浅层结构

皮肤:较薄。

浅筋膜 {
皮神经 {
臂外侧上、下皮神经→臂外侧皮肤。
肋间臂神经和臂内侧皮神经→臂内侧皮肤。
}
浅静脉 {
肱二头肌外侧沟:头静脉。
肱二头肌内侧沟下半:贵要静脉及伴行的前臂内侧皮神经。
}
}

(二)深层结构

1.深筋膜和骨筋膜鞘

臂筋膜:为臂部深筋膜,其与臂内、外侧肌间隔和肱骨共同围成臂前、后骨筋膜鞘。

臂前骨筋膜鞘内容:肱血管、正中神经、肌皮神经、尺神经和桡神经一段,臂前群肌(肱二头肌、喙肱肌、肱肌)。

2.血管神经束

肱二头肌内侧沟 {
结构:肱动脉及伴行的三条静脉(两条同名静脉和贵要静脉)、三条大神经(尺神经、桡神经和正中神经)。
肱动脉分支:肱深动脉(与桡神经伴行)、尺侧上副动脉(与尺神经伴行)、尺侧下副动脉。
}

肱二头肌外侧沟下份 {
结构:头静脉和肌皮神经的终末支——前臂外侧皮神经。
肌皮神经 {
走行:起自臂丛外侧束,穿喙肱肌至肱二头肌与肱肌之间行向下外,在肱二头肌外侧沟下份穿出深筋膜,延续为前臂外侧皮神经。
分支 {
肌支:臂前群肌各肌。
终支:前臂外侧皮神经。
}
}
}

二、臂后区

(一)浅层结构

皮肤:较厚。

浅筋膜:较致密,有3条皮神经分布和一条皮神经通过。

皮神经 {
腋神经皮支:臂外侧上皮神经,分布于三角肌区、臂外侧区上部皮肤。
桡神经皮支 {
臂外侧下皮神经:分布于臂外侧区下部皮肤。
臂后皮神经:桡神经在腋窝的分支,分布于臂后区皮肤。
前臂后皮神经:分布于前臂后区皮肤。
}
}

(二)深层结构

1. 筋膜与骨筋膜鞘 { 臂后骨筋膜鞘内容:肱三头肌、肱深血管、桡神经和尺神经一段。
肱骨肌管(桡神经管) { 构成:由肱三头肌与肱骨桡神经沟构成。
内容:桡神经及伴行的肱深血管。 } }

2. 血管神经束 { 桡血管神经束 { 组成:桡神经与肱深血管。
走行:行于肱骨肌管内。
肱深动脉分支 { 桡侧副动脉(与桡侧返动脉吻合)。
中副动脉(与骨间返动脉吻合)。 } }
尺神经:与尺侧上副动脉伴行,在臂中份穿臂内侧肌间隔,沿内侧肌间隔后方下行至尺神经沟。 }

第三节 肘 部

一、肘前区浅层结构

1. 皮肤:薄而柔软。

2. 浅筋膜:疏松。

(1)浅静脉与皮神经 { 肱二头肌腱 { 外侧:头静脉与前臂外侧皮神经。
内侧:贵要静脉与前臂内侧神经。 }
肘正中静脉:自头静脉分出,斜向上内注入贵要静脉;或前臂正中静脉分2支,分别注入头静脉或贵要静脉。 }

(2)肘浅淋巴结 { 位置:肱骨内上髁上方,贵要静脉附近。
收纳:手和前臂尺侧半浅淋巴注入腋淋巴结。 }

二、肘前区深层结构

1. 筋膜:肱二头肌腱膜,是从肱二头肌腱内侧向下内止于前臂筋膜的部分。

2. 肘窝

位置:位于肘前区,尖端朝向远侧的三角形凹陷。

境界 { 上界:肱骨内、外上髁的连线。
下外界:肱桡肌。
下内界:旋前圆肌。
顶:皮肤、浅筋膜、深筋膜、肱二头肌腱膜。
底:肱肌、旋后肌、肘关节囊。 }

内容 {
　肱二头肌腱内侧 {
　　肱动脉和两条伴行静脉以及它们的分属支(桡、尺血管)。
　　正中神经:穿旋前圆肌两头之间→指浅屈肌深面。
　　肘深淋巴结(位于肱动脉分杈处)。
　}
　肱二头肌腱外侧 {
　　前臂外侧皮神经穿出筋膜与头静脉伴行。
　　桡神经 {
　　　与桡副动脉伴行(介于肱肌与肱桡肌之间)。
　　　分支 {
　　　　浅支。
　　　　深支:穿旋后肌至前臂后区→骨间后神经。
　　　}
　　}
　}
}

第四节　前臂部

一、前臂前区

(一)浅层结构

皮肤:较薄,移动度较大。

浅筋膜 {
　尺侧:贵要静脉及其属支以及前臂内侧皮神经。
　桡侧:头静脉及其属支以及前臂外侧皮神经。
　屈肌支持带近侧浅出深筋膜的结构:正中神经和尺神经的掌支。
}

(二)深层结构

1. 深筋膜与骨筋膜鞘 {
　前臂筋膜:为前臂深筋膜,其与前臂内、外侧肌间隔,尺、桡骨与
　　　　　　前臂骨间膜共同围成前臂前、后骨筋膜鞘。
　前臂前骨筋膜鞘内容:前臂前群肌及前臂 4 束血管神经束。
}

2. 前臂前群肌(9 块) {
　浅层:肱桡肌、旋前圆肌、桡侧腕屈肌、掌长肌、尺侧腕屈肌。
　中层:指浅屈肌。
　深层:拇长屈肌、指深屈肌、旋前方肌。
}

3. 血管神经束 {
　桡血管神经束 {
　　组成:桡动脉及两条伴行静脉、桡神经浅支。
　　走行:行于肱桡肌尺侧缘或深面。
　}
　尺血管神经束 {
　　组成:尺动脉及两条伴行静脉、尺神经。
　　走行:在前臂远侧 2/3,位于尺侧腕屈肌与指浅屈肌之间。
　}
　正中血管神经束 {
　　组成:正中神经及伴行血管。
　　走行:在前臂中 1/3,位于指浅、深屈肌之间。
　}
　骨间前血管神经束 {
　　组成:骨间前血管和神经。
　　走行:位于前臂骨间膜前方,拇长屈肌和指深屈肌
　　　　　之间,旋前方肌深面。
　}
}

4. 前臂屈肌后间隙 {
　位置:在前臂前区远侧 1/4,指深屈肌、拇长屈肌腱与旋前方肌之间。
　交通:远侧经腕管与手掌的筋膜间隙相通。
}

二、前臂后区

(一)浅层结构

皮肤:较厚,移动度较小。

浅筋膜 { 浅静脉:头静脉及贵要静脉的远侧段及其属支。

皮神经 { 前臂后皮神经→分布于前臂后区中间部皮肤。

前臂内、外侧皮神经→分布于前臂后区内、外侧面。

(二)深层结构

1.深筋膜:与前臂内、外侧肌间隔,尺、桡骨及前臂骨间膜共同围成前臂后骨筋膜鞘。

2.前臂后群肌(10块) { 浅层:桡侧腕长伸肌、桡侧腕短伸肌、指侧肌、小指伸肌、尺侧腕伸肌。

深层:旋后肌、拇长展肌、拇短伸肌、拇长伸肌、示指伸肌。

3.骨间后血管神经束 { 组成:骨间后神经、血管。

走行:下行于前臂肌后群浅、深层之间。

第五节　手　部

手部分为手掌、手背和手指三部分。

一、手掌

手掌 { 近侧部:腕前区。

远侧部:分为鱼际、小鱼际和掌心三部分。

(一)手掌浅层结构

1.皮肤与浅筋膜 { 腕前区:薄而松弛。

远侧部 { 皮肤厚而坚韧。

浅筋膜:鱼际、小鱼际处较薄,掌心部致密。

2.浅血管、淋巴管及神经 { 浅动脉、浅淋巴管:吻合成网。

浅静脉、浅淋巴管:吻合成网。

皮神经:尺神经掌支、正中神经掌支和桡神经浅支。

(二)手掌深层结构

1.腕部(腕前区)深筋膜:增厚形成两条韧带,参与构成三个管。

两条韧带 { 浅层为腕掌侧韧带:位于腕横纹深部。

深层为屈肌支持带(腕横韧带):位于腕掌侧韧带远侧的深面,厚而坚硬。

三个管
- 腕尺侧管:由屈肌支持带与腕掌侧韧带远侧部分围成,内有尺神经和尺血管通过。
- 腕桡侧管:屈肌支持带桡侧端分两层,附于手舟骨结节和大多角骨结节形成,内有桡侧腕屈肌腱通过。
- 腕管
  - 构成:由屈肌支持带和腕骨沟共同围成。
  - 内容:指浅、深屈肌腱及屈肌总腱鞘,拇长屈肌腱及其腱鞘和正中神经通过。

2.掌部(手掌远侧部)深筋膜:分浅、深两层,参与构成手掌骨筋膜鞘。

手掌深筋膜
- 浅层
  - 鱼际筋膜:覆盖鱼际肌浅面。
  - 小鱼际筋膜:覆盖小鱼际肌浅面。
  - 掌腱膜:浅层中央部,覆盖掌心指屈肌腱的前方,有掌长肌腱增强。
- 深层(骨间掌侧筋膜):覆盖于掌骨和骨间肌的前方。

手掌骨筋膜鞘
- 构成:由手掌深筋膜浅、深层和掌内、外侧肌间隔围成。掌内、外侧肌间隔分别发自掌腱膜的内、外侧缘,附着于第5和第1掌骨。
- 分部及内容
  - 外侧鞘(鱼际鞘):鱼际肌(拇收肌除外),拇长屈肌腱及其腱鞘以及拇指的血管神经。
  - 内侧鞘(小鱼际鞘):小鱼际肌以及小指的血管神经。
  - 中间鞘:指浅、深屈肌腱,蚓状肌,屈肌总腱鞘及掌浅弓,指血管和神经等。

3.掌心部深层结构的层次:分为浅、深两部分,两部分之间为手掌的筋膜间隙,每部均由深筋膜、血管和肌三层组成。

(1)浅部(由浅入深)

①掌腱膜。

②掌浅弓、正中神经、尺神经浅支。

掌浅弓
- 构成:由尺动脉终支与桡动脉掌浅支吻合而成。
- 位置:位于掌腱膜和指屈肌腱及屈肌总腱鞘、蚓状肌之间。
- 分支:指掌侧总动脉(3支)、小指尺掌侧动脉。

正中神经
- 位于掌浅弓深面。
- 分支:返支、指掌侧总神经(3支)。

尺神经浅支
- 伴行于尺血管的尺侧。
- 分支:小指尺侧的指掌侧固有神经及指掌侧总神经。

③指浅、深屈肌腱和蚓状肌。

(2)手掌筋膜间隙

位置:位于掌中间鞘内,指深屈肌腱、蚓状肌、屈肌总腱鞘与骨间掌侧筋膜之间,内有疏松结缔组织填充。

分部
- 掌中隔:起自掌腱膜桡侧缘,包绕示指屈肌腱和第1蚓状肌,其深面附于第三掌骨,分间隙为两部。
- 掌中间隙:位于掌中间鞘尺侧半深部。
- 鱼际间隙:位于掌中间鞘桡侧半深部。

（3）深部（由浅入深）

①骨间掌侧筋膜。

②掌深弓和尺神经深支。

掌深弓 {
　构成：由桡动脉终支与尺动脉掌深支吻合而成。
　位置：位于骨间掌侧肌与骨间掌侧筋膜之间。
　分支 {
　　3 支掌心动脉，与指掌侧总动脉吻合。
　　尺神经深支：与掌深弓伴行，支配小鱼际肌，第 3、4 蚓状肌，骨间肌，拇收肌。
　}
}

③掌骨、骨间肌。

二、手背

手背分腕背和掌背两部分。

（一）浅层结构

皮肤薄而柔软。浅筋膜薄而松弛。

浅静脉：手背静脉网 {
→头静脉。
→贵要静脉。
}

浅淋巴管与浅静脉伴行。

皮神经 {
桡神经浅支：手背桡侧半及桡侧两个半指。
尺神经手背支：手背尺侧半及尺侧两个半指。
}

（二）深层结构

1.腕背深筋膜：形成伸肌支持带，参与构成腕背骨纤维管道。

（1）伸肌支持带（腕背侧韧带）：由腕背深筋膜增厚而成。

（2）腕背 6 个骨纤维管道：

形成：由伸肌支持带向深面发出 5 个纤维隔，附着于尺、桡骨背面，形成 6 个骨纤维管道。

内容：9 条前臂肌腱及其腱鞘通过，由桡侧到尺侧依次为：拇长展肌与拇短伸肌腱，桡侧腕长、短伸肌腱，拇长伸肌腱，示指伸肌与指伸肌腱，小指伸肌腱，尺侧腕伸肌腱。

2.掌背深筋膜与筋膜间隙

（1）手背筋膜 {
浅层：为手背腱膜，是伸肌支持带的延续，并与伸肌腱结合。
深层：为骨间背侧筋膜，覆盖掌骨及骨间背侧肌表面。
}

（2）手背筋膜间隙组成：手背三层筋膜之间构成两个筋膜间隙。

间隙 {
浅筋膜
手背腱膜 } 手背皮下间隙。
手背深筋膜深层。
}

三、手指

（一）指髓间隙

构成：位于远节指远侧 4/5 掌侧的皮肤与骨膜之间，有纤维隔连于远节指的皮下和指深屈肌腱末端,形成指端密闭间隙。

　　临床意义:间隙内有许多纤维隔,将指腹的脂肪分成小叶,其间有血管、神经,当指端感染肿胀时压力明显增高,压迫血管和神经末梢,引起剧烈疼痛,远节指骨远侧部坏死。

(二)屈肌腱的附着

　　指浅屈肌腱:在近节指骨中部分为两股,附于中节指骨中部的两侧缘,形成腱裂孔。

　　指深屈肌腱:穿过腱裂孔,止于远节指骨底。

(三)脂腱鞘

　　指腱鞘是包绕指浅、深屈肌腱外面的鞘管。

　　组成 ⎰ 腱纤维鞘:位于外层,由手指深筋膜增厚而成。
　　　　 ⎱ 腱滑膜鞘:位于腱纤维鞘内,由滑膜构成,为包绕肌腱的双层套管状结构,分脏、壁两层。拇指和小指的滑膜鞘分别与桡侧囊和尺侧囊相通。

(四)指伸肌腱的附着

　　指伸肌腱的分束:指伸肌腱越过掌骨头向两侧扩展,包绕掌骨头和近节指骨背面形成指背腱膜,向远侧分三束。

　　指伸肌腱的附着 ⎰ 中间束:止于中节指骨底。
　　　　　　　　　 ⎱ 两条侧束:在中节指骨背面合并后止于远节指骨底。

ZHI SHI TUO ZHAN

知识拓展

一、臂丛损伤

　　臂丛由第5～8颈神经前支和第1胸神经前支的大部分纤维组成,穿经斜角肌间隙,行于锁骨下动脉的后上方,经锁骨后方进入腋窝。第5、6颈神经前支合成上干,第7颈神经前支延续为中干,第8颈神经前支和第1胸神经前支部分纤维合成下干。各干均分为前、后两股,在腋窝内合成内侧束、外侧束和后束。各束发支分布于胸上肢肌、上肢带肌及臂、前臂及手的肌肉和皮肤。

　　外力牵拉可引起臂丛神经损伤,如从摩托车上摔下造成头部与肩部向相反方向分离时,可将臂丛拉断,造成损伤,轻者可只将上干拉断。臂丛损伤后将引起相关肌肉的瘫痪和相关区域皮肤感觉丧失。临床上可根据瘫痪的肌肉和皮肤感觉丧失情况,间接检查出臂丛神经损伤的部位。

　　臂丛上干由第5和第6颈神经的前支组成。这些前支参与构成腋神经、肌皮神经和桡神经,受它们支配的肌肉有三角肌、肱二头肌、喙肱肌、肱肌、肱桡肌、冈上肌、冈下肌、小圆肌和旋后肌。臂丛上干的损伤可致这些肌肉瘫痪。

　　上述肌肉中,三角肌和冈上肌的作用是使肩关节外展,肱二头肌和喙肱肌能屈肩关节,冈上肌和小圆肌使肩关节旋外。因此,这些肌肉瘫痪的结果使该患者的右肩关节不能做屈、展和旋外运动。肱二头肌、肱肌和肱桡肌是屈肘关节的主要肌肉,故此三肌的瘫痪可致右肘关节屈曲困难。由于旋后肌和肱二头肌的瘫痪,造成前臂不能旋后,而前臂旋前的肌力相对增强,使前臂处于旋前位。

腋神经、肌皮神经和桡神经中都含有感觉纤维。腋神经分出的臂外侧上皮神经分布于臂外侧上部皮肤,桡神经分出的臂外侧下皮神经分布于臂外侧下部皮肤,肌皮神经分出的前臂外侧皮神经分布于前臂外侧部皮肤。当臂丛上干损伤时,走行于这些神经中的感觉纤维可同时受损。因此,该患者右上肢外侧皮肤痛觉缺失。

二、肱骨中段骨折

肱骨常因直接或间接暴力而发生骨折。在肱骨干中、下 1/3 段交界处后外侧有一桡神经沟,沟内有桡神经和肱深动脉相伴而行。因此,肱骨中段骨折时易损伤桡神经及肱深动脉。

若患者因骑车时被汽车撞倒在地,右臂中部隆起,出现畸形,有骨擦音,说明右肱骨已经骨折,X 线拍片已证实系右肱骨中段骨折。患者右腕下垂,各掌指关节不能伸直,拇指不能伸直,手背桡侧皮肤感觉麻木,提示已发生骨折伴桡神经损伤。

桡神经支配肱三头肌、肱桡肌和前臂肌后群。桡神经在臂部损伤,引起肱桡肌和前臂肌后群的瘫痪。前臂肌后群几乎都跨过腕关节的后方,故这些肌肉瘫痪后不能伸腕,当患者将臂抬起时,手和指呈下垂状,临床称为腕下垂。肱桡肌属于前臂前群的肌肉,是强而有力的屈肘肌,但由桡神经支配。此肌瘫痪时,影响肘关节的屈曲,尤其是前臂处于既不旋前,也不旋后的中间位置时,患者屈肘会感到困难。除前臂伸腕肌之外,指伸肌、小指伸肌、拇短伸肌、拇长伸肌和示指伸肌等均由桡神经支配,故患者各掌指关节不能伸,拇指亦不能伸直。

桡神经中的感觉纤维分布于手背桡侧半和桡侧两个半指近节的皮肤。由于周围神经在皮肤的分布区互相之间有重叠,单独由桡神经分布的范围实际上很小,因此桡神经受损时,主要表现在手背"虎口"区的感觉缺失。拇指和示指中、远节背面分布着正中神经,故手指无感觉障碍。肱深动脉与桡神经相伴走行于桡神经沟内,肱骨干骨折时,不仅能损伤桡神经,同时也能损伤肱深动脉,从而造成患肢局部肿胀。

骨折治疗的原则是复位、固定和功能锻炼。复位的方法有手法复位和切开复位。用手法使骨折复位,称手法复位。手法复位失败者,可采用切开复位内固定。若采用切开复位内固定,则取仰卧患肢外展位。以骨折处为中心,在臂外侧作纵切口,依次切开皮肤、浅筋膜、深筋膜,将三角肌、肱三头肌外侧头拉向外,肱三头肌内侧头向内拉开,纵分肱肌外侧部,暴露骨折处,然后作内固定。术中应注意勿损伤头静脉、桡神经和肱深动脉等。

三、肱骨髁上骨折

肱骨下端扁而且宽,前面有冠状窝,后面有鹰嘴窝,两者之间仅有一层薄骨板,故肱骨髁上易发生骨折。肱动、静脉和正中神经从臂下段内侧逐渐转向肘窝前面,尺神经和桡神经分别与肱骨的内、外上髁邻近。因此,肱骨髁上骨折可能损伤上述结构。

肱动脉行于肱二头肌内侧沟中,由肱动脉发出的尺侧上副动脉与尺神经伴行,在肱骨内上髁上方又有尺侧下副动脉发出。若患者为较严重的粉碎性骨折,肱动脉、尺侧上副动脉和尺侧下副动脉都有被损伤的可能。结合患者有手部皮肤苍白、发凉,医生不能触及其桡动脉搏动的症状,判断很可能为肱动脉损伤。

尺神经发自臂丛内侧束,沿臂内侧下行至臂下部 1/3 段时转向后方,贴近肱骨经过尺神经沟再转向前方。因此,当肱骨内上髁上方骨折时,最易损伤尺神经。

尺神经内含有感觉纤维和运动纤维。感觉纤维分布于手掌及手背的尺侧半,小指、环指背面和掌面、中指背面皮肤。由于环指和中指都有正中神经的交叉分布,因此该患者只有右手内侧缘和小指的痛觉消失。

肱骨髁上骨折的治疗仍以手法复位和外固定为主,对于伴有肱动脉严重损伤者,应迅速手术探查,作相应的紧急处理。

四、腕管综合征

腕管由腕前区的屈肌支持带与腕骨沟共同围成,内有指浅、深屈肌腱及屈肌总腱鞘、拇长屈肌腱和正中神经通过。正中神经位置最表浅,位于屈肌支持带与其他肌腱之间。腕管综合征是指正中神经在腕骨内受压而表现出的一组症状和体征。正中神经出腕管后分支支配除拇收肌以外的鱼际诸肌、第1、2蚓状肌及掌心、鱼际、桡侧三个半指的掌面及其中节和远节指背皮肤。

腕管本身变小或管内容物增多、体积变大等均可压迫管内容物,包括正中神经。管腔变小可因腕部骨折、脱位等原因造成;管内容物增多、体积增大可因腱鞘囊肿、脂肪瘤等各种原因造成。长期过度用力使用腕部,如木工、厨工等亦可引起腕管综合征。

五、掌中间隙感染

在手掌部,从掌腱膜的内侧和外侧向深处发出内侧肌间隔和外侧肌间隔,分别附于第5掌骨和第1掌骨,将手掌分成3个筋膜鞘,即外侧鞘、中间鞘和内侧鞘。中间鞘由掌腱膜,掌内、外侧肌间隔,骨间掌侧筋膜内侧半及拇收肌筋膜共同围成。在中间鞘内有外侧的鱼际间隙和内侧的掌中间隙两个筋膜间隙,两间隙以掌中隔为界。掌中间隙位于中间鞘尺侧半的深方。其前界自桡侧起,依次为中指、环指和小指屈肌腱,第2~4蚓状肌和手掌的血管神经;后界为掌中间隔后部,第3和第4掌骨、骨间肌及其前面的骨间掌侧筋膜;内侧界为内侧肌间隔;外侧界为掌中隔前部。掌中间隙向远侧沿第2~4蚓状肌鞘与第2~4指蹼间隙相通,可通向手背。掌中间隙的近侧可经腕管与前臂屈肌后间隙相交通。故间隙内的感染可经上述渠道蔓延。

掌中间隙感染,多是中指和环指腱鞘炎引起,也可因直接刺伤而发生感染。感染发生后手掌心正常凹陷消失,皮肤紧张,隆起,压痛明显。中指、环指和小指处于半屈位,被动伸指可引起剧痛。手背肿胀,全身症状明显,如高热、头痛、白细胞计数增加等。治疗可用大量抗生素。如短期内无好转,应及早切开引流,切口选在中指与环指指间的指蹼,切口不应超过手掌远侧横纹,以免损伤掌浅弓,纵行切开皮肤、浅筋膜、掌腱膜,用止血钳分开指屈肌腱,便可进入掌中间隙。

FU XI SI KAO TI

复习思考题

1.若在肩胛下动脉起点的近侧结扎腋动脉,血液经何途径流到肱动脉?

2.简述肘窝的境界、内容及其位置关系。

3.桡神经在臂中份受损,患者伸肘关节的能力只是减弱而不是完全消失,为什么?

4.简述手掌中部的层次。

5.描述正中神经、尺神经在手掌的分支分布。

第七章　下　肢

【学习目标】

1.**掌握**:股前内侧区和小腿前外侧区浅筋膜内的浅静脉、隐神经和腓浅神经。阔筋膜及其所构成髂胫束和卵圆窝的结构特点。

2.**熟悉**:股三角的位置、境界、通过的内容及相互位置关系、交通;肌腔隙与血管腔隙的境界及其通过的内容(股鞘与股管的位置,股环的境界与股疝的关系)。收肌管的位置、构成、内容及交通;闭孔动、静脉和神经的行程与分布;胫前血管神经束走行及神经分布;腓浅神经的分布。

3.**熟悉**:股前及股内侧筋膜鞘的构成及肌肉配布。小腿前、外侧骨筋膜鞘的形成及肌肉配布。

4.**了解**:下肢的境界;浅筋膜内浅动脉和皮神经的分布,浅淋巴结的分群、位置及流注关系。

5.**掌握**:坐骨神经的走行、分支分布;腘窝的境界、内容、交通;坐骨神经的体表投影;胫后血管神经束走行、分支、分布;小隐静脉的起始、行程、伴行结构、注入部位。

6.**熟悉**:股后区、小腿后区肌的配布。

7.**掌握**:踝前区、足背浅筋膜内的皮神经;踝前区3个骨纤维管通过的内容;足背动脉走行及伴行神经;踝管。

8.**熟悉**:深筋膜在踝前、后形成的支持带;足底的血管、神经。

9.**了解**:足背肌、足底肌的配布;足背足底筋膜间隙;踝关节的韧带,足弓。

下肢可分为臀、股、膝、小腿、踝和足等部。

第一节　臀　部

一、浅层结构

皮肤:较厚,富有皮脂腺和汗腺。

浅筋膜:较发达,内有皮神经。

皮神经
- 臀上皮神经:为第1~3腰神经后支的外侧皮支,分布于臀上部皮肤。
- 臀内侧皮神经:为第1~3骶神经后支,分布于臀部内侧和骶骨后面皮肤。
- 臀下皮神经:为股后皮神经的分支,分布于臀下部皮肤。
- 髂腹下神经的外侧皮支:分布于臀部外侧皮肤。

二、深层结构

(一)深筋膜(臀筋膜)

分浅、深两层,包绕臀大肌。

(二)肌层

肌层 {
浅层:臀大肌、阔筋膜张肌。
中层:臀中肌、梨状肌、上孖肌、下孖肌、股方肌。
深层:臀小肌、闭孔外肌。
}

(三)梨状肌上、下孔及孔内穿行的结构

1.梨状肌上、下孔的构成:梨状肌穿坐骨大孔至臀部,将其分为梨状肌上、下孔。

2.穿经梨状肌上孔的结构(外→内侧) {
臀上神经。
臀上动脉。
臀上静脉。
}

3.穿经梨状肌下孔的结构(外→内侧) {
坐骨神经。
股后皮神经。
臀下神经。
臀下动脉。
臀下静脉。
阴部内动脉。
阴部内静脉。
阴部神经。
}

(四)坐骨小孔的构成

坐骨小孔由骶棘韧带、骶结节韧带与坐骨小切迹共同围成。

穿经坐骨小孔的结构(外→内侧):阴部内动脉、阴部内静脉、阴部神经。

第二节　股　　部

一、股前内侧区

(一)浅层结构

1.皮肤。

2.浅筋膜:富含脂肪,内有皮神经、浅血管、浅淋巴管及浅淋巴结等。

(1)皮神经:股外侧皮神经、股中间皮神经、股内侧皮神经、闭孔神经皮支、生殖股神经、髂腹股沟神经。

(2)大隐静脉 {
行程:起自足背静脉弓内侧端,经内踝前方、小腿内侧、股骨内侧髁后方,至大腿内侧,在耻骨结节外下方穿隐静脉裂孔汇入股静脉。
属支:旋髂浅静脉、腹壁浅静脉、阴部外静脉、股内侧浅静脉、股外侧浅静脉。
}

（3）腹股沟浅淋巴结（各群的位置、收集范围和流向）：

腹前外侧壁下部、会阴、外生殖器、臀部、肛门、子宫的淋巴。

　　　腹股沟浅淋巴结上群（排列于腹股沟韧带下方）。

下肢、会阴、外生殖器的浅淋巴。

　　　腹股沟浅淋巴结下群（沿大隐静脉末段排列）。

　　　　　　　　　　　　　　　　　　　　腹股沟深淋巴结
　　　　　　　　　　　　　　　　　　　　或髂外淋巴结

（二）深层结构

1.深筋膜（阔筋膜）

形成结构 {
髂胫束：阔筋膜在股外侧呈带状增厚部分。
隐静脉裂孔：为腹股沟中、内 1/3 交点下方 1 横指处阔筋膜的卵圆形薄弱区。
　　　　　其表面覆盖一层多孔的疏松结缔组织膜，称筛筋膜，孔的外侧缘
　　　　　锐利，呈镰状，称镰缘，其上、下端呈弓状弯向内侧形成上、下角。
}

2.骨筋膜鞘 {
构成：阔筋膜向深面发出股内、外侧及股后肌间隔，附着于股骨粗线，形成
　　　三个骨筋膜鞘。
前骨筋膜鞘内容：股前群肌、股动脉、股静脉、股神经、腹股沟深淋巴结。
内侧骨筋膜鞘内容：股内侧群肌、闭孔动脉、闭孔静脉、闭孔神经。
}

3.肌腔隙与血管腔隙

（1）肌腔隙

位置：位于腹股沟韧带与髋骨之间，由髂耻弓将其分隔成外侧的肌腔隙与内侧的血管腔隙。

境界 {
前界：腹股沟韧带。
后界：髋骨。
内侧界：髂耻弓（髂筋膜增厚形成，连于腹股沟韧带与髂耻隆起之间）。
内容：有髂腰肌、神经、股外侧皮神经通过。
}

（2）血管腔隙

境界 {
前界：腹股沟韧带。
后内界：耻骨梳韧带。
内侧界：腔隙韧带。
后外界：髂耻弓。
}

内容：股鞘、股动脉、股静脉、股环、生殖股神经的股支及淋巴管。

4.股三角

（1）位置：股前内侧区上 1/3。

（2）境界 {
上界：腹股沟韧带。
外下界：缝匠肌内侧缘。
内下界：长收肌内侧缘。
前壁：阔筋膜。
后壁：髂腰肌、耻骨肌、长收肌及其筋膜。
}

（3）内容：

1）股神经 $\begin{cases} 肌支：股四头肌、缝匠肌、耻骨肌。\\ 关节支：髋关节、膝关节。\\ 皮支：前皮支（股中间、股内侧皮神经）、隐神经。 \end{cases}$

2）股鞘

形成：腹横筋膜与髂筋膜下延包绕股动、静脉上段周围的筋膜鞘。

形态：漏斗形，长约 3～4cm。

分部 $\begin{cases} 两条纵行纤维隔将鞘腔分为三部。\\ 外侧部：容纳股动脉。\\ 中间部：容纳股静脉。\\ 内侧部：即股管。 \end{cases}$

股鞘及其包含的结构：

①股动脉 $\begin{cases} 腹壁浅动脉。\\ 旋髂浅动脉。\\ 阴部外动脉。\\ 股深动脉 \begin{cases} 旋股内、外侧动脉。\\ 穿动脉（3～4 支）。\\ 股支。 \end{cases} \end{cases}$

②股静脉：与股动脉分支伴行的同名静脉。

③股管。

④腹股沟深淋巴结 $\begin{cases} 位置：在股静脉上部附近及股管内。\\ 收纳：下肢和会阴部深、浅淋巴→髂外淋巴结。 \end{cases}$

⑤脂肪。

3）股管：为股鞘内侧一漏斗状筋膜间隙，内有腹股沟深淋巴结、脂肪组织。

股管境界 $\begin{cases} 前界：腹股沟韧带、镰缘上角和筛筋膜。\\ 后界：耻骨梳韧带、耻骨肌及其筋膜。\\ 外侧界：股静脉内侧纤维隔。\\ 内侧界：腔隙韧带、股鞘内侧壁。 \end{cases}$

股管上口（股环）境界 $\begin{cases} 前界：腹股沟韧带。\\ 后界：耻骨梳韧带。\\ 内侧界：腔隙韧带。\\ 外侧界：股静脉内侧的纤维隔。 \end{cases}$

①股环隔（内筛板）：覆盖股环上面的薄层疏松结缔组织膜。

②股凹：股环隔上面的腹膜形成的小凹。

③下端：盲端。

5.收肌管（Hunter 管）

位置：股前内侧中 1/3 段。

$$构成\begin{cases}上口:与股三角尖相通。\\前壁:缝匠肌、收肌腱板。\\外侧壁:股内侧肌。\\后壁:长收肌、大收肌。\\下口:收肌腱裂孔。\end{cases}$$

内容:股神经的股内侧肌支及隐神经、股动脉、股静脉。

6.股内侧肌群及闭孔血管神经

$$股内侧肌群(前→后)\begin{cases}第一层:耻骨肌、长收肌、股薄肌。\\第二层:短收肌。\\第三层:大收肌。\end{cases}$$

$$闭孔神经分支\begin{cases}前支:行于短收肌浅面,支配内收肌群大部、髋关节及股内侧皮肤。\\后支:行于短收肌后面,支配闭孔外肌、大收肌及膝关节。\end{cases}$$

$$闭孔动脉\begin{cases}前支:分布于股内侧群肌。\\后支:分布于髋关节、股方肌。\end{cases}$$

二、股后区

(一)浅层结构

浅层结构是皮肤、浅筋膜、股后皮神经。

(二)深层结构

深层结构是股后骨筋膜鞘。

构成:由阔筋膜后份、股外侧肌间隔、股后肌间隔与股骨粗线处的骨膜共同围成。

$$内容\begin{cases}股后群肌:股二头肌、半腱肌、半膜肌。\\坐骨神经\begin{cases}行径:行于大收肌和股二头肌长头之间,下降至腘窝上角分为两终支。\\肌支:股二头肌长头、半腱肌、半膜肌、大收肌。\\终支\begin{cases}胫神经。\\腓总神经。\end{cases}\end{cases}\end{cases}$$

第三节　膝后区(腘窝)

腘窝为膝后区一菱形凹陷。

$$境界\begin{cases}四壁\begin{cases}上外侧壁:股二头肌。\\上内侧壁:半腱肌、半膜肌。\\下内侧壁:腓肠肌内侧头。\\下外侧壁:腓肠肌外侧头。\end{cases}\\顶:腘筋膜。\\底:股骨腘面、膝关节囊后部、腘斜韧带、腘肌及其筋膜。\end{cases}$$

腘窝内容 ┊
　　腘窝中线(浅→深) ┊
　　　胫神经 ┊ 膝关节及邻近诸肌。
　　　　　　　皮支(腓肠内侧皮神经,加入腓肠神经)。
　　　腘静脉←小隐静脉。
　　　腘动脉 ┊ 胫前动脉。
　　　　　　　胫后动脉。
　　　　　　　关节支。
　　　　　　　肌支。
　　腘窝上外缘:腓总神经。
　　　行径:沿股二头肌腱内侧缘行向外下,至腓骨头下方绕腓骨颈,在此分成两终支。
　　　分支 ┊ 终支:腓浅、腓深神经。
　　　　　　 关节支、皮支(腓神经交通支、腓肠外侧皮神经)。
　　腘深淋巴结:位于腘血管周围。
　　　收纳 ┊ 足外侧,小腿后、外侧的浅淋巴管。
　　　　　　 足、小腿的深淋巴管。
　　　输出管:注入腹股沟深淋巴结。
　　脂肪与疏松结缔组织。

第四节　小腿部

一、小腿前外侧区

(一)浅层结构

皮肤:移动性小,血供较差,损伤后创口愈合较慢。

浅筋膜 ┊
　结缔组织:疏松,含少量脂肪,弹性差,轻度水肿时内踝上方易显压痕。
　浅静脉:大隐静脉及其属支。
　皮神经:隐神经、腓浅神经。

(二)深层结构

小腿前区深筋膜,前、后肌间隔,胫、腓骨及其间的骨间膜共同围成前、外侧骨筋膜鞘。

1. 外侧骨筋膜鞘的内容

小腿外侧群肌 ┊ 腓骨长肌。
　　　　　　　 腓骨短肌。

腓浅神经 ┊
　走行:腓骨长、短肌之间至小腿中、下 1/3 交界处穿深筋膜浅出至皮下。
　分支 ┊ 肌支:小腿外侧群肌。
　　　　 皮支:小腿外侧下份及足背皮肤。
　临床意义:损伤后足不能外翻。

2.前骨筋膜鞘

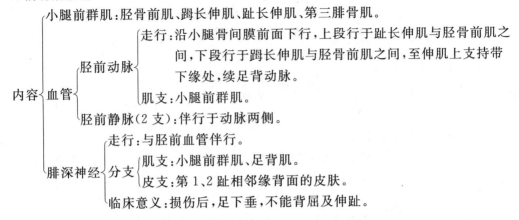

内容 —
　小腿前群肌:胫骨前肌、跗长伸肌、趾长伸肌、第三腓骨肌。
　血管 —
　　胫前动脉 —
　　　走行:沿小腿骨间膜前面下行,上段行于趾长伸肌与胫骨前肌之间,下段行于跗长伸肌与胫骨前肌之间,至伸肌上支持带下缘处,续足背动脉。
　　　肌支:小腿前群肌。
　　胫前静脉(2 支):伴行于动脉两侧。
　腓深神经 —
　　走行:与胫前血管伴行。
　　分支 —
　　　肌支:小腿前群肌、足背肌。
　　　皮支:第 1、2 趾相邻缘背面的皮肤。
　　临床意义:损伤后,足下垂,不能背屈及伸趾。

二、小腿后区

(一)浅层结构

皮肤:血供丰富。

浅筋膜:较薄,内有小隐静脉及其属支,腓肠内、外侧皮神经及腓肠神经等。

小隐静脉走行:起自足背静脉弓的外侧端,经足外侧缘、外踝后方、小腿后区至腘窝下角,穿深筋膜,沿腓肠肌两头之间上行汇入腘静脉。

腓肠内侧皮神经与腓肠神经交通支合成腓神经分布于小腿后区下部皮肤,下行至足部,成为足背外侧皮神经。

(二)深层结构

下面介绍后骨筋膜鞘。

构成:深筋膜,小腿后肌间隔,骨间膜及胫、腓骨共同围成。

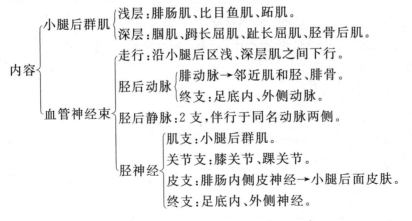

内容 —
　小腿后群肌 —
　　浅层:腓肠肌、比目鱼肌、跖肌。
　　深层:腘肌、跗长屈肌、趾长屈肌、胫骨后肌。
　血管神经束 —
　　胫后动脉 —
　　　走行:沿小腿后区浅、深层肌之间下行。
　　　腓动脉→邻近肌和胫、腓骨。
　　　终支:足底内、外侧动脉。
　　胫后静脉:2 支,伴行于同名动脉两侧。
　　胫神经 —
　　　肌支:小腿后群肌。
　　　关节支:膝关节、踝关节。
　　　皮支:腓肠内侧皮神经→小腿后面皮肤。
　　　终支:足底内、外侧神经。

第五节 踝与足

一、踝前区与足背

(一)浅层结构

皮肤:较薄。

浅筋膜:疏松,缺少脂肪,含浅静脉、皮神经等。

浅静脉:有足背静脉弓及其属支。其内、外两端分别合成大、小隐静脉。

皮神经 { 隐神经→分布足背内侧。
腓肠神经终支(足背外侧皮神经)→分布足背外侧。
腓浅神经终支(足背内侧皮神经、足背中间皮神经)→分布足背中央。
腓深神经→分布第1、2趾相对面背侧。

(二)深层结构

1.深筋膜:踝部与足背的深筋膜增厚形成两个支持带,参与构成骨纤维管。

深筋膜 { 伸肌上支持带(小腿横韧带):位于踝关节稍上方,横向附着于胫、腓骨下端。
伸肌下支持带(小腿十字韧带):位于伸肌上支持带远侧的足背区,呈横置"丫"字形。

骨纤维管:伸肌下支持带向深部发出两个纤维隔,形成三个骨纤维管。

骨纤维管 { 内侧管:有胫骨前肌腱。
中间管:有踇长伸肌腱、足背血管、腓深神经。
外侧管:有趾长伸肌腱、第三腓骨肌腱。

2.血管与神经

足背动脉 { 走行:在伸肌上支持带下缘续于胫前动脉,在踝关节前方行踇长伸肌腱和趾长伸肌腱之间,此处易摸到其搏动。
分支 { 跗内、外侧动脉。
弓状动脉→跖背动脉(3支)。
足底深支。
第1跖背动脉。

腓深神经 { 走行:居于足背动脉内侧。
分支 { 内侧支:第1、2趾相邻缘背侧皮肤。
外侧支:足背肌、足关节。

3.足背筋膜间隙及其内容

足背筋膜 { 浅层:伸肌下支持带的延续,附着于足两侧缘的骨膜
深层:紧贴附于骨间背侧肌及跖骨骨膜背面 } 其间为足背筋膜间隙。

间隙内容:趾长伸肌腱、趾短伸肌及其腱、腓深神经的分支、足背动、静脉及踇长伸肌腱。

二、踝后区

(一)踝管

构成:内踝与跟骨结节内侧面之间的深筋膜增厚形成屈肌支持带(分裂韧带),它与内踝、跟骨内侧面共同围成踝管。屈肌支持带向深部发出三个纤维隔,将踝管分为四个骨纤维管。

内容(前→后) {
①胫骨后肌腱。
②趾长屈肌腱。
③胫后动、静脉及胫神经。
④蹈长屈肌腱。
}

(二)腓骨肌上、下支持带

构成:腓骨上、下支持带由外踝下外侧的深筋膜增厚而成。

三、足底

1.浅层结构 {
皮肤:坚厚致密。
浅筋膜:有致密纤维束将皮肤与足底深筋膜紧密相连。
}

2.深层结构

(1)深筋膜 {
浅层 {
覆盖足底肌表面。
中部增厚为足底腱膜。
两侧部较薄。
}
深层:又称骨间跖侧筋膜,覆盖于骨间肌跖侧。
}

(2)骨筋膜鞘 {
构成:足底腱膜两侧缘向深部发出两个肌间隔,附着于第1、5跖骨。足底深筋膜浅、深层和内、外侧肌间隔在足底围成三个骨筋膜鞘。
内容 {
内侧骨筋膜鞘:蹈展肌、蹈短屈肌、蹈长屈肌腱及血管、神经。
中间骨筋膜鞘:趾短屈肌、趾长屈肌腱、蚓状肌、足底方肌、蹈收肌、足底动脉弓及其分支、足底外侧神经及分支。
外侧骨筋膜鞘:小趾展肌、小趾短屈肌及神经、血管。
}
}

足底血管神经 {
足底内侧动脉、静脉、神经:行于蹈展肌与趾短屈肌之间的足底内侧沟。
足底外侧动脉、静脉、神经:行于小趾展肌与趾短屈肌之间的足底外侧沟。
}

足弓 {
概念:由跗骨与跖骨借韧带、关节连结而形成凸向上的弓,分为纵弓与横弓。
作用:有弹性,能缓冲对身体的震荡;保护足底血管、神经免受压迫。
临床意义:当足弓发育不良或受损伤时,引起足弓塌陷,导致扁平足。
}

ZHI SHI TUO ZHAN

知识拓展

一、髋关节后脱位

髋关节由髋臼和股骨头构成。髋臼的周缘附有纤维软骨构成的髋臼唇,以加深髋臼的深度。股骨头的关节面约为圆球的 2/3，几乎全部纳入髋臼内。关节囊向上附着于髋臼缘和髋臼横韧带，向下附着于股骨颈。髋关节周围有坚强的韧带和强壮的肌肉，因此，只有强大的暴力才能引起髋关节脱位。

按股骨头脱位后的方向，可分为髋关节前、后和中心脱位。髋关节后脱位比较常见。当车辆高速运行中发生事故时，患者多处于屈膝及髋关节屈曲内收位，股骨轻度内旋状态，当膝关节突然遭受暴力时，股骨头即从髋关节囊的后下部薄弱处脱出，造成后脱位。

髋关节的后方与坐骨神经关系密切，因此，后脱位时坐骨神经易于损伤。坐骨神经是人体最大、最长的神经，发自骶丛，经坐骨大切迹的下部出盆腔，大多数以单干形式出梨状肌下孔，在坐骨结节与大转子之间下降并延续至大腿的下 1/3，分为胫神经和腓总神经。坐骨神经完全损伤可致股后肌群和小腿的肌肉瘫痪，使足和足趾的活动完全消失，亦可导致由坐骨神经支配的小腿和除足内侧缘（由股神经的终支之一隐神经支配）以外的皮肤麻木。临床上坐骨神经完全损伤非常罕见，一般多为不完全损伤。由于损伤的程度不同，可以出现不同的临床表现。髋关节脱位应在全麻下进行复位也可切开复位内固定，临床上应根据患者情况而定。

二、股骨颈骨折

股骨颈骨折是一种常见于老年人的损伤。损伤原因主要是在绊倒时，扭转伤肢，暴力传导至股骨颈，引起断裂。髋关节囊与髂股韧带包裹髋关节的前上方。关节的后、上、内方由关节囊和韧带覆盖，而后、外、下方则暴露于关节囊之外，所以股骨颈骨折可分为囊内、囊外和混合性骨折 3 种类型。

股骨颈除其内侧骨密质较厚而坚硬外，其余均以骨松质为主，且在重力的传导中承受应力较大。成年人随着年龄的增长，骨组织逐渐趋于疏松，在老年男性和绝经后女性由于骨代谢的吸收多于合成，骨质疏松尤为明显，所以老年人在受到很小的外力时便会导致股骨颈骨折。股骨颈的血供主要来自旋股外侧、内侧动脉，这些动脉的分支在髋关节囊的滑膜中走行。股骨滋养动脉在髓腔内上行，于股骨颈处与其他动脉相吻合。不等数量的血液通过走行在股骨头韧带中的闭孔动脉的分支营养股骨头，称为股骨头韧带动脉。股骨颈骨折时，此韧带可能断裂。该血管在老年患者中常常有栓塞，因此通常无作用。股骨颈骨折时上述血管易受损，血供减少可造成骨折不愈合、延迟愈合和股骨头缺血性坏死（由于血供较差导致的股骨头骨细胞坏死、碎裂和塌陷）。总之，骨折愈接近股骨头，发生缺血的机会愈多，特别是囊内骨折（股骨颈较高位置），由于通常受血液供应的影响，经常出现愈合问题，因此处理这类患者时应特别细心。

若 X 线拍片显示骨折线正好位于股骨头下方，股骨颈最高点，可提示该患者属股骨颈囊内骨折。股骨颈骨折可作牵引治疗。对于年龄偏大的患者，如全身情况许可，可作人工股骨头置换术。手术可采用髋关节前外侧切口、外侧切口和后外侧切口，主要根据手术需要，以及医生的手术习惯。如作前外侧切口，自髂嵴中点开始，沿髂嵴外缘向前切至髂前上棘，再沿大腿前外侧向下切开适当的一段，依次切开皮肤、浅筋膜，经阔筋膜张肌与缝匠肌间隙分离抵达髋关节。将髂骨外面的阔筋膜张肌、臀中肌、臀小肌剥离，切开髋关节囊，进入关节腔，显露股骨颈。

三、股骨干骨折

股骨是人体中最长的管状骨,骨干向前、外略呈弧形,中 1/3 处前弯较明显,此弧线有利于股四头肌发挥其伸膝作用。股骨干上 1/3 和下 1/3 处皮质较薄,髓腔较宽,中 1/3 处皮质较厚,髓腔较窄。股骨近端大小转子及转子间窝均有肌肉附着,股骨干后面中央有纵行粗线,为大腿肌肉及肌间隔的附着处,有加强股骨干坚固性的作用。

股骨骨折是常见的多发病,由于受暴力作用和肌肉不同方向的牵引,骨折后骨头常发生严重移位。如股骨上 1/3 骨折后,骨折的近段受髂腰肌、臀中肌、臀小肌和髋关节旋外诸肌的强力牵拉,可发生屈曲、旋外和外展,而骨折的远段则受内收肌群的牵拉而向上、向后、向内移位,导致向外成角和短缩畸形。股骨中 1/3 骨折后,断端除重叠畸形外,其位置移动无一定规律,其畸形主要是由暴力的撞击方向而定。骨折不完全分离时,断端多因内收肌的作用而成凸向外侧的成角畸形。股骨下 1/3 骨折后,骨折的远段受腓肠肌牵拉而向后倾斜,突入腘窝内,常可压迫或刺伤腘血管。

股骨干骨折患者绝大多数可采用非手术治疗。对于股骨上、中 1/3 横断骨折,可用髓内钉作内固定。手术可采用股部外侧入路。沿股骨大转子与外上髁之连线作切口,长度视需要而定。依次切开皮肤、浅筋膜、髂胫束,沿肌纤维方向分开股外侧肌和深层的股中间肌,即可暴露股骨,施行手术。此入路为最常用的手术入路,其优点是可暴露股骨干全长,或暴露股骨干之某一段。另外,此切口处无重要血管、神经,损伤较小。术中可能会遇到旋股外侧动脉的分支和膝上动脉,注意结扎,以防出血。

四、胫腓骨上段骨折

胫腓骨通过胫腓关节连结和骨间膜连成一个整体,增强下肢的承重力量。胫腓骨骨折可由直接暴力,如重物直接撞击或车轮辗轧而引起,也可因间接暴力,如高处跌下等引起。骨折发生后除局部压痛、肿胀、畸形,有骨擦音之外,更应注意是否伴有神经、血管的损伤,因为这比骨折本身所产生的后果更严重。

因为腘动脉在腘窝深部紧靠膝关节纤维囊下行,胫骨和腓骨上段粉碎性骨折时可致此动脉破裂。腘动脉在腘窝下界分为胫前动脉和胫后动脉两终支,因此,骨折时这些血管也可能受损。毫无疑问,营养膝关节囊和关节韧带的腘动脉的分支——5 条关节动脉中的 1 条或数条同样可能破裂。

由于膝关节周围有丰富的动脉吻合,部分关节动脉的损伤不会带来严重后果,但胫前、胫后动脉作为营养小腿和足的两条动脉主干,及时判断它们是否受损则十分重要。在内踝和足跟之间的中点处可触及胫后动脉的搏动。足背动脉是胫前动脉的延续,在足舟骨和楔骨上面走行,此处动脉的位置表浅并可以压向骨面,因此可触及其搏动。若在上述触摸点均未触及动脉搏动,则提示腘动脉损伤。

胫神经在腘窝的中线上居于腘血管表面,位置表浅。严重的胫神经损伤后导致腘肌、小腿肌群(腓肠肌、比目鱼肌、踇长屈肌、趾长屈肌和胫骨后肌)与足底肌的瘫痪,营养膝关节的关节支也可能受损。由于腓总神经紧靠腓骨颈行向前外下,并由此进入腓骨长肌,转向小腿前侧,并在此肌内分为腓浅神经和腓深神经,因此腓骨颈骨折容易伤及该神经。若腓总神经损伤严重,可导致胫骨前肌、趾长伸肌、踇长伸肌、第 3 腓骨肌、腓骨长、短肌麻痹,同时可引起小腿外侧皮肤感觉的丧失。

五、腓骨骨折合并腓总神经损伤

腓骨上端可因直接暴力造成腓骨头或腓骨颈骨折。骨折本身所产生的后果并不严重，但由于腓总神经在下行途中绕过腓骨颈外侧，在腓骨长肌深面分为腓深神经和腓浅神经，故腓骨颈骨折会引起腓总神经损伤。

若患者因车祸撞伤右小腿，局部肿胀、压痛，有骨擦音，以及 X 线检查显示其在腓骨小头部，即腓骨颈骨折，则患者小腿外侧和足背感觉消失，足不能背屈，胫骨前肌，腓骨长、短肌肌力为 0 级，说明骨折损伤了腓总神经。因腓总神经的分支腓深神经支配小腿前群肌，皮支分布于第 1、2 趾相对面的背侧皮肤，腓浅神经支配腓骨长、短肌，以及小腿外侧及足皮肤，因此出现足下垂，足不能外翻，相关区域皮肤感觉丧失。腓骨小头或腓骨颈骨折可手术切除腓骨上段，并处理腓总神经及其分支。

六、踝管综合征

踝管由踝后区的屈肌支持带与跟骨内侧面、内踝围成。支持带向深面发出 3 个纤维将踝管分隔成 4 个通道，其内通过的结构由前向后依次为胫骨后肌腱、趾长屈肌腱、胫后动、静脉和胫神经。踝管是小腿后区与足底间的一个重要通道。由于某种原因使踝管狭窄时，有可能压迫胫神经，引起一系列症状与体征，称为踝管综合征。

若踝内侧有外伤术后感染史，很可能造成左踝管感染，使左踝管缩窄，压迫管内胫神经，故压迫手术瘢痕处出现压痛，胫神经的分支足底内、外侧神经分布于足底，所以疼痛向足放射。

FU XI SI KAO TI
复习思考题

1. 描述梨状肌上、下孔的构成、出入结构及排列关系。
2. 描述股三角的构成、内容及其位置关系。
3. 描述股鞘的构成、分部及内容。

第八章　脊柱区

【学习目标】
　　1.掌握:骨性标志(骶管裂孔、骶角)、季肋角、腰上三角;脊神经根与脊髓被膜的关系;枕下三角。
　　2.熟悉:脊柱区的层次结构、腰下三角、胸腰筋膜。
　　3.了解:浅层筋膜内的血管神经,椎管及其内容。

一、境界和分区

1.境界:上界为枕外隆凸和上项线;下界为尾骨尖;两侧界为斜方肌前缘、三角肌后缘上份、腋后壁、腋后线、髂嵴、髂后上棘至尾骨尖的连线。

2.分区:项区、胸背区、腰区和骶尾区。

二、层次结构

(一)皮肤

较厚,移动性小,有较丰富的毛囊和皮脂腺。

(二)浅筋膜

致密而厚,含有较多脂肪,有许多结缔组织纤维束与深筋膜相连。项区上部浅筋膜特别坚韧,腰区的浅筋膜含脂肪较多。

(三)皮神经

皮神经来自脊神经后支。

1.项区的皮神经来自颈神经后支,其中较粗大的皮支有枕大神经和第3枕神经。

2.胸背区和腰区的皮神经来自胸、腰神经后支的分支。

3.骶尾区的皮神经来自骶、尾神经后支的分支,自髂后上棘至尾骨尖连线上的不同高度穿臀大肌起始部浅出,分布至骶尾区皮肤,其中第1～3骶神经后支的分支组成臀中皮神经。

(四)浅血管

项区的浅动脉主要来自枕动脉、颈浅动脉和肩胛背动脉等的分支。胸背区的浅动脉来自肋间后动脉、肩胛背动脉和胸背动脉等的分支。腰区的浅动脉来自腰动脉分支。骶尾部的浅动脉来自臀上、下动脉等的分支。各动脉均有伴行静脉。

(五)深筋膜

1.项筋膜:位于斜方肌深面,包裹夹肌和半棘肌,内侧附于项韧带,上方附于上项线,向下移行为胸腰筋膜后层。

2.胸腰筋膜:在胸背区较为薄弱,覆于竖脊肌表面,向上续项筋膜,内侧附于胸椎棘突和棘上韧带,外侧附于肋角,向下至腰区增厚,并分为前、中、后三层。中层上部张于第12肋与第1腰椎横突之间的部分增厚,形成腰肋韧带,行肾手术时,切断此韧带可加大第12肋的活动度,便于显露肾。前层又称腰方肌筋膜,位于腰方肌前面,内侧附于腰椎横突尖,向下附于髂腰韧带和髂嵴后份,上部增厚形成内、外侧弓状韧带。

由于项、腰部活动度大,在剧烈活动中胸腰筋膜可被扭伤,尤以腰部的损伤最为多见,是腰腿痛原因之一。

(六)肌层

1.分四层排列。

第一层:斜方肌、背阔肌和腹外斜肌后部。

第二层:夹肌、肩胛提肌、菱形肌、上后锯肌、下后锯肌和腹内斜肌后部。

第三层:头半棘肌、竖脊肌和腹横肌后部。

第四层:枕下肌、横突棘肌和横突间肌等。

2.肌间结构:腰上、下三角,枕下三角。

(1)枕下三角:位于枕下、项区上部深层,是由枕下肌围成的三角。其内上界为头后大直肌,外上界为头上斜肌,外下界为头下斜肌。三角的底为寰枕后膜和寰椎后弓,浅面借致密结缔组织与夹肌和半棘肌相贴,枕大神经行于其间。三角内有枕下神经和椎动脉经过。

(2)腰上三角:位于背阔肌深面,第12肋的下方。三角的内侧界为竖脊肌外侧缘,外下界为腹内斜肌后缘,上界为第12肋。有时下后锯肌在第12肋的附着处与腹内斜肌后缘相距较近,使下后锯肌亦参与构成一个边,共同围成一不等边四边形的间隙。三角的底为腹横肌起始部的腱膜,腱膜深面有三条与第12肋平行排列的神经,自上而下为肋下神经、髂腹下神经和髂腹股沟神经。腱膜的前方有肾和腰方肌,肾手术腹膜外入路必经此三角,当切开此腱膜时应注意保护上述三神经。第12肋前方与胸膜腔相邻,为扩大手术野常切断腰肋韧带,将第12肋上提,此时需注意保护胸膜,以免损伤引起气胸。肾周围脓肿时可在此切开引流。腰上三角是腹后壁薄弱区之一,腹腔器官可经此三角向后突,形成腰疝。

(3)腰下三角:位于腰区下部,腰上三角的外下方,由髂嵴、腹外斜肌后缘和背阔肌前下缘围成。三角的底为腹内斜肌,表面仅覆以皮肤和浅筋膜。此三角为腹后壁的又一薄弱区,亦可形成腰疝。在右侧,三角前方与阑尾、盲肠相对应,故发生盲肠后位深部阑尾炎时,此三角区有明显压痛。腰区深部脓肿可经三角出现于皮下。

(七)深部的血管、神经

1.动脉:项区主要由枕动脉、颈浅动脉、肩胛背动脉和椎动脉等供血。胸背区由肋间后动脉、胸背动脉和肩胛背动脉供血。腰区由腰动脉和肋下动脉供血。骶尾区由臀上、下动脉等供血。

2.静脉:脊柱区的深部静脉与动脉伴行。项区的静脉汇入椎静脉、颈内静脉或锁骨下静脉。胸背区者经肋间后静脉汇入奇静脉,部分汇入锁骨下静脉或腋静脉。腰区者经腰静脉汇入下腔静脉。骶尾区者经臀区的静脉汇入髂内静脉。脊柱区的深静脉可通过椎静脉丛广泛地与椎管内、颅内以及盆部等处的静脉相交通。

3.神经:脊柱区的神经主要来自31对脊神经后支、副神经、胸背神经和肩胛背神经。

(八)椎管

椎管由游离椎骨的椎孔和骶骨的骶管连成,上接枕骨大孔与颅腔相通,下达骶管裂孔而终。其内容有脊髓、脊髓被膜、脊神经根、血管及少量结缔组织等。

1.椎管壁的构成:椎管是一骨纤维性管道,其前壁由椎体后面、椎间盘后缘和后纵韧带构成,后壁为椎弓板、黄韧带和关节突关节,两侧壁为椎弓根和椎间孔。椎管骶段由骶椎的椎孔连成,为骨性管道。构成椎管壁的任何结构发生病变,如椎体骨质增生、椎间盘突出以及黄韧带肥厚等因素均可使椎管腔变形或变狭窄,压迫其内容物而引起一系列症状。

2.椎管腔的形态:在横断面观,各段椎管的形态和大小不完全相同。颈段上部近枕骨大孔处近似圆形,往下为三角形,矢径短,横径长;胸段大致呈圆形;腰段上、中部呈三角形,下部呈三叶形;骶段呈扁三角形。椎管以第4~6胸椎最为狭小,颈段以第7颈椎、腰段以第4腰椎较小。

(九)脊髓被膜和脊膜腔

1.被膜:

(1)硬脊膜:硬脊膜囊内有脊髓和31对脊神经根,每对脊神经根穿硬脊膜囊时被包被形成神经外膜,并与椎间孔周围的结缔组织紧密相连,起固定作用。

(2)脊髓蛛网膜:薄而半透明,向上与脑蛛网膜相续,向下平第2骶椎高度成一盲端。此膜发出许多结缔组织小梁与软脊膜相连。

(3)软脊膜:柔软并富有血管,与脊髓表面紧密相贴。在前正中裂和后正中沟处有纤维束或膜与脊髓相连,分别称为软脊膜前纤维索和后纤维隔。在脊髓两侧,软脊膜增厚并向外突,形成齿状韧带,有维持脊髓正常位置的作用。

2.脊膜腔:硬膜外腔是位于椎管骨膜与硬脊膜之间的窄隙,其内填有脂肪、椎内静脉丛和淋巴管,并有脊神经根及其伴行血管通过,呈负压。此腔上端起自枕骨大孔高度,下端终于骶管裂孔,由于硬脊膜附于枕骨大孔边缘,故此腔不通颅内。临床上,硬膜外麻醉即将药物注入此腔,以阻滞脊神经根。针穿入腔后因负压而有抽空感,这与穿入蛛网膜下腔时有脑脊液流出并呈正压的情况不同。

骶管内骶神经根列于硬膜外腔内,外包以硬脊膜延伸的神经鞘。第1~3骶神经鞘较厚,周围脂肪较多,这可能是造成骶神经麻醉不全的原因。骶管裂孔至终池下端的距离平均为5.7cm。

3.椎静脉丛:按部位分为椎内静脉丛和椎外静脉丛。椎静脉丛是沟通上、下腔静脉系和颅内、外静脉的重要通道。当盆、腹、胸腔等部位的器官发生感染、肿瘤或寄生虫病时,可经椎静脉丛侵入颅内或其他远位器官。

ZHI SHI TUO ZHAN

知识拓展

一、腰椎间盘突出

椎间盘位于相邻两个椎体之间,由纤维环和髓核组成。前者位于椎间盘的周围部,呈同心圆排列,能限制髓核向周围膨出;后者位于椎间盘的中央,有富于弹性的胶状物组成,为胚胎时脊索的剩余物。椎间盘承受压力时被压缩,除去压力后则弹性复原,起着缓冲震荡和压力的作用。椎间盘可因变性或纤维环破裂,髓核可从破裂处向后外侧突出至椎管或椎间孔,刺激或压迫脊神经根,引起一系列临床症状,称为椎间盘突出症。其中以腰4～5,腰5～骶1椎间盘突出发病率最高,是腰腿痛最常见的原因之一。

腰椎间盘突出常见于20～50岁之男性。患者多有弯腰劳动或长期坐位工作史,首次发病常是半弯腰持重或突然扭腰活动过程中。患者常见症状为腰痛,发生率约在90％以上,主要原因是纤维环外层及后纵韧带受突出髓核的刺激,经窦椎神经而产生腰部感应痛。坐骨神经痛亦是常见症状之一,绝大多数发生于腰4～5和腰5～骶1椎间盘突出患者,其典型表现是疼痛从下腰部向臀部和大腿后方、小腿外侧和足部放射。其原因是破裂的椎间盘组织所致脊神经根炎症及髓核压迫或刺激发炎的神经根所致。患者常出现腰椎侧突,以减轻疼痛,以及腰部活动受限,骶棘肌痉挛,直腿抬高试验阳性等体征。

腰椎间盘突出的患者,80％以上可经卧床休息、持续牵引、理疗推拿等非手术疗法缓解或治愈。对于已确诊为腰椎间盘突出的患者,经非手术治疗无效者,可考虑手术将髓核摘除。手术方式有后入路和前入路两种,多采用后入路,作后正中切口,在预定椎间盘突出部依次切开皮肤、浅筋膜、胸腰筋膜浅层,分离竖脊肌在腰椎棘突上的附着部,切除黄韧带和椎板,进入椎管内,轻轻牵开背神经根和硬脊膜,探查突出的椎间盘。

二、脊髓损伤

椎骨骨折时,移位的椎体或突入椎管的骨片可压迫脊髓,使之发生不同程度的损伤,引起完全性截瘫或不完全性截瘫。

若患者自高处坠落致胸腰部剧痛,双下肢不能活动,麻木,感觉丧失,若CT检查证实系第7胸椎压缩性骨折,脊髓受压。根据脊髓节段与椎骨之间的对应关系,与第7胸椎相对应的是第1胸脊髓节段。若患者双下肢瘫痪,说明支配下肢肌肉运动的双侧皮质脊髓束受损伤;若双下肢麻木,感觉丧失,说明传导躯干、四肢痛觉和温觉的双侧脊髓丘脑束受损。因为位于脊神经节内的感觉神经元的轴突进入脊髓后先上升1～2个脊髓节,然后再止于后角固有核,后角固有核发出纤维交叉到对侧上升成为脊髓丘脑束,所以该患者感觉丧失应在胸12脊髓节平面以下,即脐稍下的平面以下。

根据患者所出现的病状和体征,该患者很可能系脊髓横贯损伤。除损伤平面以下浅感觉丧失以外,深感觉也会出现障碍,因为薄束和楔束也会受损。损伤早期,出现脊髓休克,患者出现下运动神经元性瘫痪及括约肌障碍,包括损伤平面以下呈弛缓性瘫痪,肌张力低,腱反射降低或消失,病理反射消失,大小便失禁等。脊髓休克期过后,逐渐转为上运动神经元性瘫痪,包括肌张力增高,腱反射亢进,出现病理反射等。

FU XI SI KAO TI

复习思考题

1.试述脊柱背区的境界与分区。

2.试述脊柱背区的层次结构。

3.描述椎管的构成及内容。

附录　局部解剖学模拟试卷

一、名称解释(20 分)

1.翼颌间隙　　2.翼丛　　　　3.甲状腺悬韧带　　4.椎前间隙　　5.胸膜腔

6.动脉韧带　　7.腹股沟镰　　8.十二指肠上襞　　9.肾角(脊肋角)　　10.半月线

二、填空题(20 分)

1.面静脉经_____与眶内的_____与海绵窦相交通。

2.腮腺分为深、浅两部,通常以_____或_____作为两者的分界。

3.腮腺肿瘤可压迫_____引起面瘫,压迫_____可引起由颞区向颅顶部放射的剧痛。

4.甲状腺次全切除术结扎甲状腺上动脉时,应紧贴腺的上级,以免伤及_____;结扎甲状腺下动脉应远离腺的下极,以免伤及_____。

5.颈外侧浅淋巴结沿_____排列,颈外侧深淋巴结主要沿_____排列。

6.乳房后隙是位于_____与_____间的间隙。

7.乳腺癌累及_____时,局部皮肤可呈"橘皮样"改变;由于_____两端固定,无伸展性,受累时该处皮肤出现凹陷。

8.根据肋间血管神经行经肋间的部位,胸膜腔穿刺在肋角外侧进针,宜在_____;若肋间隙前部进针,应在_____穿入。

9.肺根的主要结构位置关系,由前向后为_____、_____、_____和肺下静脉。

10.位于升主动脉、肺动脉与上腔静脉、左心房之间的心包腔,称为_____;位于浆膜心包壁层前部与下部移行处所夹的腔,称_____。

11.腹外斜肌腱膜在耻骨结节外上方的一个三角形裂隙,即_____;腹横筋膜在腹股沟韧带中点上方的一个卵圆形孔,为_____。

12.在脐以下,腹前外侧壁的腹膜形成 5 条皱襞,位于正中线者为_____,位于其外侧者为_____,最外侧者为_____。

13.胃前壁左侧份上部邻接_____,下部接触_____。

14.大网膜是胃前、后壁的脏腹膜自_____下垂,再反折向上附于_____的双层腹膜结构。

15.十二指肠降部内侧邻_____及_____。

16.膈下间隙位于_____与_____之间。

17.Meckel 憩室是_____近侧端残留未闭的盲管,一般位于_____　　50～

100cm 处。

18.阴道穹是_____与_____之间的环形间隙。

19.会阴浅隙位于_____与_____之间。

三、单项选择题(10分)

1.斜角肌间隙　　　　　　　　　　　　　　　　　　　　　　　　　(　　)
    A.前界为胸锁乳突肌　　　　　　　　　B.下界为锁骨
    C.后界为中斜角肌　　　　　　　　　　D.位于胸锁乳突肌与前斜角肌间
    E.有锁骨下动、静脉与臂丛通过

2.中纵隔内的结构有　　　　　　　　　　　　　　　　　　　　　(　　)
    A.迷走神经　　　　　B.胸主动脉　　　　　　　C.膈神经
    D.左右主支气管　　　E.头臂静脉

3.无黄疸型的胆道阻塞,阻塞部位可能在　　　　　　　　　　　　(　　)
    A.肝总管　　　B.胆总管　　　C.肝左管　　　D.肝右管　　　E.胆囊管

4.胰头后方的毗邻结构为　　　　　　　　　　　　　　　　　　　(　　)
    A.十二指肠降部　　　B.腹腔干　　　　　　C.肝左管
    D.肝右管　　　　　　E.胆囊管

5.维持子宫颈在坐骨棘平面以上的重要结构是　　　　　　　　　(　　)
    A.子宫主韧带　　　　B.子宫阔韧带　　　　C.子宫圆韧带
    D.骶子宫韧带　　　　E.盆膈

6.手术时寻找阑尾的最基本方法是　　　　　　　　　　　　　　(　　)
    A.McBuney 点的深面　　B.右髂窝内　　　　C.回盲部
    D.盲肠末端　　　　　　E.沿盲肠的结肠带向下寻找

7.仰卧位时腹膜腔的最低部位是　　　　　　　　　　　　　　　(　　)
    A.网膜囊　　B.左结肠旁沟　　C.右结肠旁沟　　D.肝肾隐窝　　E.右髂窝

8.胃结肠韧带　　　　　　　　　　　　　　　　　　　　　　　　(　　)
    A.是大网膜前两层的上部　　　　　　B.由胃后壁连于横结肠
    C.是小网膜的一部分　　　　　　　　D.内有中结肠动脉
    E.由大网膜后两层构成

9.下列动脉哪一条不直接分支至胃　　　　　　　　　　　　　　(　　)
    A.胃左动脉　　　　　B.胃网膜左动脉　　　　C.胃网膜右动脉
    D.胃十二指肠动脉　　E.胃短动脉

10.输卵管结扎术常用的部位是　　　　　　　　　　　　　　　　(　　)
    A.子宫部　　B.输卵管漏斗　　C.输卵管壶腹　　D.输卵管伞　　E.输卵管峡

四、多项选择题(10分)

1.翼丛　　　　　　　　　　　　　　　　　　　　　　　　　　　(　　)
    A.位于颞下窝,翼内外肌与颞肌之间　　B.收纳与上颌动脉分支伴行的静脉
    C.最后汇合成下颌后静脉　　　　　　　D.通过面深静脉与面静脉相通

E. 经卵圆孔网与海绵窦相通

2. 膈神经　　　　　　　　　　　　　　　　　　　　　　　　　　（　　）

    A. 位于前斜角肌的前方　　　　　　　　　B. 位于肺根的前方

    C. 位于心包的两侧,与心包膈血管伴行　　D. 分布到膈肌

    E. 是颈丛的分支,属运动纤维

3. 颈动脉三角内有　　　　　　　　　　　　　　　　　　　　　　　（　　）

    A. 颈总动脉及其分支　　　　　　　　　B. 颈内静脉及其属支

    C. 迷走神经　　　　　D. 颈深淋巴结　　　　　　　E. 舌咽神经

4. 右肾前面的毗邻结构有　　　　　　　　　　　　　　　　　　　　（　　）

    A. 肝右叶　　　B. 胆囊　　　C. 胰头　　　D. 结肠右曲　　E. 十二指肠降部

5. 腹膜后隙　　　　　　　　　　　　　　　　　　　　　　　　　　（　　）

    A. 位于腹后壁,上至膈,下达骶岬　　　　B. 位于壁腹膜与腹内筋膜之间

    C. 内有大量疏松结缔组织　　　　　　　D. 内有升、降结肠

    E. 内有肾、肾上腺等脏器

6. 肛管齿状线以上结构有　　　　　　　　　　　　　　　　　　　　（　　）

    A. 肛柱　　　B. 肛直肠线　　　C. 肛梳　　　D. 白线　　　E. 肛窦

7. 胃后方毗邻　　　　　　　　　　　　　　　　　　　　　　　　　（　　）

    A. 左肾　　　B. 脾　　　C. 肝左叶　　　D. 腹主动脉　　E. 胰

8. 胆总管　　　　　　　　　　　　　　　　　　　　　　　　　　　（　　）

    A. 由胆囊管和肝总管合成　　　　　　　B. 左侧邻肝固有动脉

    C. 左后方有门静脉　　　　　　　　　　D. 行经十二指肠上部前方

    E. 经过胰头后方

9. 脾肾韧带内有　　　　　　　　　　　　　　　　　　　　　　　　（　　）

    A. 胃短血管　　B. 胰尾　　　C. 肾血管　　　D. 脾血管　　　E. 淋巴管、神经

10. 横结肠　　　　　　　　　　　　　　　　　　　　　　　　　　　（　　）

    A. 是腹膜间位器官　　　　　　　　　　B. 是区分结肠上、下区的标志之一

    C. 主要由中结肠动脉供血　　　　　　　D. 活动度大

    E. 终于脾前端

五、问答题(40 分)

1. 试述穿经腮腺的结构及在腮腺内的位置关系。

2. 根据甲状腺的毗邻关系,试分析甲状腺肿大时可能压迫的结构及引起的主要症状。

3. 以前斜角肌为标志总结颈根部结构的配布。

4. 经腹直肌切口,阑尾切口进入腹膜腔,需经哪些层次结构?

5. 化脓性阑尾炎为什么会引起肝脓肿?胃十二指肠溃疡穿孔为什么可引起右下腹痛,如何与急性阑尾炎相鉴别?

6. 试述直肠、子宫的淋巴回流途径。

7. 试述前列腺的位置与毗邻。

8. 试述上纵隔的内容安排。

参考文献

[1]陈孝平,汪建平.外科学[M].8版.北京:人民卫生出版社,2013.

[2]丁文龙,华佳.临床应用解剖学:病例讨论及分析[M].北京:人民卫生出版社,2011.

[3]蒋红,陈海燕.新编外科护理学[M].上海:复旦大学出版社,2011.

[4]雷霆.外科手术学实验指导[M].3版.北京:科学出版社,2010.

[5]邱实.解剖学纲要[M].北京:人民军医出版社,2002.

[6]王岩,陈永春,何军.局部解剖学学习指南[M].上海:第二军医大学出版社,2007.

[7]余彦,戈果.局部解剖学实验指导[M].北京:中国医药科技出版社,2010.

[8]赵秉江,程菊.外科手术学实验指导[M].兰州:兰州大学出版社,2017.

图书在版编目(CIP)数据

局部解剖手术学实验指导与学习指南 / 张雁儒主编
. —杭州：浙江大学出版社，2021.4
ISBN 978-7-308-21205-2

Ⅰ.①局… Ⅱ.①张… Ⅲ.①局部解剖学—外科手术
—实验—高等学校—教学参考资料 Ⅳ.①R323-33
②R65-33

中国版本图书馆 CIP 数据核字(2021)第 054757 号

局部解剖手术学实验指导与学习指南

主　编　张雁儒

策划编辑	阮海潮
责任编辑	阮海潮(1020497465@qq.com)
责任校对	王元新
封面设计	杭州林智广告设计有限公司
出版发行	浙江大学出版社
	（杭州市天目山路 148 号　邮政编码 310007）
	（网址:http://www.zjupress.com）
排　版	浙江时代出版服务有限公司
印　刷	杭州良诸印刷有限公司
开　本	787mm×1092mm　1/16
印　张	10.25
字　数	256 千
版 印 次	2021 年 4 月第 1 版　2021 年 4 月第 1 次印刷
书　号	ISBN 978-7-308-21205-2
定　价	40.00 元